医疗机构医务人员三基训练指南

临床检验科

东南大学出版社
·南　京·

图书在版编目(CIP)数据

医疗机构医务人员三基训练指南.临床检验科/童明庆主编.—南京:东南大学出版社,2005.5(2021.09重印)
ISBN 978-7-81089-881-2

Ⅰ.医… Ⅱ.童… Ⅲ.①医药卫生人员-技术培训-教材②医学检验-医药卫生人员-技术培训-教材
Ⅳ.R192

中国版本图书馆CIP数据核字(2005)第027308号

医疗机构医务人员三基训练指南——临床检验科

主　　编	童明庆
出 版 人	江建中
出版发行	东南大学出版社
	(江苏省南京市四牌楼2号东南大学校内　邮政编码 210096)
网　　址	http://www.seupress.com
印　　刷	常州市武进第三印刷有限公司
开　　本	710mm×1000mm　1/16
总 印 张	95
总 字 数	1713千字
版 印 次	2005年5月第1版　2021年9月第15次印刷
书　　号	ISBN 978-7-81089-881-2
总 定 价	245.00元(共7本)

(*东大版图书若有印装质量问题,请直接与营销部联系,电话025—83791830)。

医疗机构医务人员三基训练指南

编委会

医疗机构医务人员三基训练指南

临床检验科

编写人员

主　　编　童明庆

副 主 编　潘世扬　王惠民　赵旺胜　许　斌

编写人员　（按姓氏笔画排列）

王惠民　许文荣　许　斌　李芳秋　李　丽
邵海枫　张春妮　张　葵　孟　钵　芦慧霞
郭新荣　顾国浩　赵旺胜　夏永祥　曹兴建
童明庆　潘世扬

主　　审　武建国　王毓三　李晓军

序

掌握基础理论、基本知识和基本技能（简称“三基”）是医疗机构医务人员为广大患者服务的基本功，是提升医务人员业务素质，提高医疗质量，保证医疗安全最基本的条件。我厅曾于1993年编发《江苏省临床医生三基训练标准》（以下称《标准》）和《江苏省各级临床医生三基训练复习题解》（以下称《题解》），作为各级医院评审过程中的三基训练和三基考核的参考用书。十多年来，《标准》和《题解》对提高医务人员业务素质和医疗质量发挥了重要作用。由于医学科学技术的迅猛发展，人民群众医疗需求的日益增长，《标准》和《题解》的内容已显得 滞后。为此，从今年3月起，我厅委省医院管理学会组织全省临床各科专家在《标准》和《题解》的基础上，重新编写这套三基训练指南，内容有较大扩充，尤其是充实了十多年来各科的新理论、新知识和新技能，使全书内容丰富、新颖、全面、科学，文字表达准确、简炼，是全省医务人员必读的工具书、“三基”培训的指导书、医疗机构评审中“三基”考核的参考书，也是医务人员规范化培训、在职教育、医学院校实习生“三基”训练参考书。相信它们会成为广大医务人员的良师益友。

《医疗机构医务人员三基训练指南》包括16个分册，即：内科分册、外科分册、妇产科分册、儿科分册、眼科分册、耳鼻咽喉科分册、口腔科分册、皮肤及性病科分册、传染科分册、急诊科分册、康复科分册、临床检验科分册、病理科分册、医学影像科分册、药学分册、医院管理分册。为便于各科医务人员阅读，各分册自成一册，内容上相对独立。

《医疗机构医务人员三基训练指南》的编撰出版，倾注了各分册主编和编写人员的大量心血，也得益于各医院的大力支持，在此表示衷心感谢。由于本书编撰工作量大，时间紧，不完善之处在所难免，请读者批评指正，以便再版时进一步完善。

唐维新

2004年11月

前　　言

为了高质量地完成日常的临床检验任务，并促进检验医学的发展，我们固然要不断学习和引进新理论、新技术和新方法，但是，对于检验医学的基础理论、基本知识和基本技术（即“三基”）也必须给予高度的重视。“三基”是我们检验医学赖以发展的基础。没有“三基”，就不能做好我们的临床检验工作；没有“三基”，就没有现代化的检验医学。为此，我们组织本省检验医学方面的有关专家，编写了这本“三基”教材。以期能够在加强检验人员的“三基”训练方面有所裨益。

本教材按检验医学所属的各个专业进行“章”的划分。每章均分为三节：第一节为基础理论，讲述与该章有关的生理、生化、免疫学、血液学和微生物学等基础理论；第二节为基本知识，主要涉及该章与临床诊断和治疗的内在联系及其临床意义；第三节为基本技术，介绍临床检验实践中的常用技术、方法和操作。

随着检验医学的发展，检验医学的基础理论、基本知识和基本技术也在发展。因此，在这次编写过程中，我们注意删除一些已被淘汰或明显落后过时的内容，增加了一些新的具有基础性质的理论、知识和技术。鉴于形态学检验在检验医学中的基础性和重要性，加之目前一些年轻检验人员在形态学方面接触较少，本教材专门增加了一些形态学图谱，希望能引起检验界对形态学检查的重视。

由于篇幅的限制，以及本教材的“三基”的特征，我们不可能涉及许多检验医学的最新进展，加上编者水平有限，书中疏漏甚至错误在所难免，欢迎读者批评指正。

童明庆

二○○四年十月

目　　录

第一章　质量管理

第一节　质量管理的基础理论

一、平均数

平均数(average)是一种用于描述数值变量资料集中趋势或平均水平的指标,常用的平均数有算术均数、几何均数。

算术均数(arithmetic mean)简称均数,符号为 $\overline{X}$,是一组已知性质相同的数值之和除以数值个数所得的商。

计算公式为：　$\overline{X}=\frac{\sum X_i}{n}$

式中 X_i 为各个变量值,$\sum$为求和符号,n 为变量个数。

几何均数(geometric mean)简记为 G,为 n 个变量值之积开 n 次方的结果。

计算公式为：　$G=\sqrt[n]{\chi_1\times\chi_2\times\chi_3\cdots\cdots\times\chi_n}$

二、标准差

标准差(standard deviation)是描绘一组变量离散分布的统计量。样本标准差符号为 S,是所有变量对于均值的离散程度的指标。

计算公式为：　$S=\sqrt{\frac{\sum(X_i-\overline{X})^2}{n-1}}$

式中$\sum(X_i-\overline{X})^2$ 简称为离均差平方和,n 为变量个数,$n-1$ 称为自由度。

除标准差外,描写变量分布的统计量还有：

方差(variance),符号为 S^2,其大小反映一组资料的离散趋势大小,计算公式如下：

$$S^2=\frac{\sum(X_i-\overline{X})^2}{n-1}$$

极差(range),符号为 R,是一组变量中最大值和最小值的差值,是最简单的一种离散趋势指标。

三、变异系数

变异系数(coefficient of variation,CV)是标准差与平均值之比用百分数表示。CV 是相对标准差的一种表示方式，常用于比较度量单位不同或均数相差悬殊的两组(多组)资料的变异程度。计算公式如下：

$$CV=\frac{s}{\overline{X}}\times100\%$$

四、正态分布

正态分布是变量分布的一种常见形式，正态分布曲线是以均数为中心、左右完全对称的钟形曲线(见图 1-1)。它有两个参数，即总体均数 μ 和总体标准差 σ。一般用 $N(\mu,\sigma^2)$ 表示均数为 μ、方差为 σ^2 的正态分布。

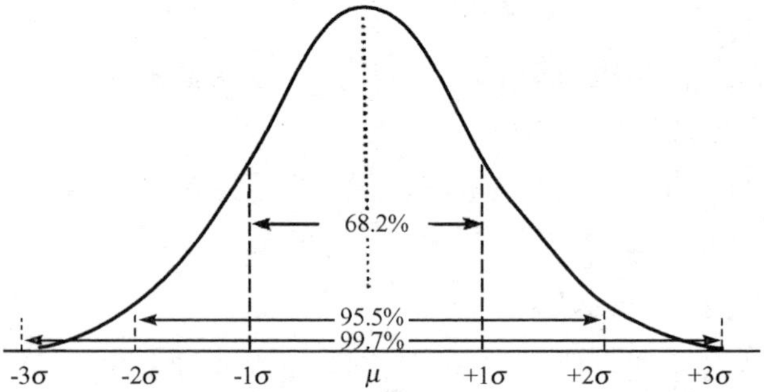

图 1-1　正态分布图

五、直线回归分析

直线回归分析是一种处理两个变量之间关系的统计方法。直线回归方程为：

$$\hat{Y}=a+bX$$

其中 X 为自变量，$\hat{Y}$ 为因变量，b 为回归系数，是回归直线的斜率，其意义是：自变量 X 变化一个单位时，$\hat{Y}$ 随之变化 b 个单位；a 为回归直线的截距，其意义是：回归直线与 Y 轴的交点到坐标原点的距离。a 和 b 可通过下式计算：

$$a=\hat{Y}-b\overline{X}$$

$$b=\frac{\sum_{i=1}^{n}(X_i-\overline{X})(Y_i-\overline{Y})}{\sum_{i=1}^{n}(X_i-\overline{X})^2}$$

在实际工作中，所求得的回归方程和回归直线是否有实际意义，在统计学上提供了一些检验方法，其中之一是相关系数检验法。

表示两个变量之间的线性关系的密切程度可以用相关系数 r 表示。

$$r=\frac{\sum_{i=1}^{n}(X_i-\overline{X})(Y_i-\overline{Y})}{\sqrt{\sum_{i=1}^{n}(X_i-\overline{X})^2\sum_{i=1}^{n}(Y_i-\overline{Y})^2}}$$

相关系数的值在$-1\sim+1$，如该值为正，表示Y随X的增加而增加，称为正相关；该值为负，表示Y随X的增加而减小，称为负相关；$r=1$，为完全正相关；$r=-1$，为完全负相关；$r=0$，为无相关。相关系数愈接近$+1$或-1，说明两个变量的直线关系愈密切；相关系数愈接近0，说明直线关系愈不存在。

六、随机误差

随机误差(random error，RE)是指测量结果与在重复性条件下，对同一被测量进行无限多次测量所得结果的平均值之差。RE一般来源于影响量的变化，在时间上和空间上是不可预知的或随机的，会引起被测量重复观察量的变化。

七、系统误差

系统误差(systematic error，SE)是指在重复条件下，对同一被测量进行无限多次测量所得结果的平均值与被测量的真值之差，即有一定的方向和大小的误差，是测量结果中期望不为零的误差分量。SE一般来源于影响量，并可识别和定量描述。由于只能进行有限次数的重复测量，真值也只能用约定真值代替，因此可能确定的SE只是其估计值，并具有一定的不确定度。

八、准确度

准确度(accuracy)表示测量结果与真值的一致程度。

真值是一个量的理论值，在严格意义上它是正确值。利用任何真实测定方法都不能完全精确地测定，最多可测得最接近的近似值。

约定真值是对于给定目的的具有适当不确定度的、赋予特定量的值，有时该值是约定采用的。例如质控样本的靶值，它往往是一个参考方法值、一个标准化参考方法值或只是简单的方法依赖的定值。

九、精密度

精密度(precision)表示测量结果中的随机误差大小的程度，即指在一定条件下进行多次测定时，所得结果之间的符合程度。

精密度常用标准差或变异系数表示。

十、测量不确定度

ISO给测量不确定度以如下定义："表征合理地赋予被测量之值的分散性、与测量结果相联系的参数，称为测量不确定度。"可以理解为测量结果与约定真值之差的范围。

（许　斌　王惠民　童明庆）

第二节　质量管理的基本知识

一、质量控制

质量控制（quality control，QC）在 ISO 9000：2000 文件中定义为："质量管理的一部分，致力于满足质量要求。"可以理解为，为了满足质量要求而进行的一种管理方面的技术活动。

二、质量保证

质量保证（quality assurance，QA）在 ISO 9000：2000 文件中定义为："质量管理一部分，致力于提供质量要求会得到满足的信任。"可以理解为通过实验室间的能力验证或比对计划等活动，以表明满足质量要求的信任度（一般指满足顾客、管理者和工作人员的信任度）。

三、质量管理

质量管理（quality management，QM）在质量方面，指的是指挥和控制组织的协调活动。

四、质量体系认证和实验室认可

在实际工作中，人们常将认可（accreditation）和认证（certification）两个概念混淆使用，实验室认可的定义是"权威机构对实验室有能力进行规定类型的检测和（或）校准所给予的一种正式承认"。而认证的定义是"第三方依据程序对产品、过程或服务符合规定的要求给予书面保证（合格证书）"。

五、溯源性

溯源性是通过一条具有不确定度的、不间断的比较链，使测量结果或测量标准的值能与规定的参考标准（通常是国家标准或国际标准）联系起来的特性。

六、参考物质

参考物质（reference material）是具有一种或多种足够均匀和很好地确立了的特性，用于校准仪器、评价测量方法或给材料赋值的一种材料或物质。

七、质控物

质控物是专门用于质量控制目的的标本或材料。它应具有与检测过程相适应的特性，其基质与检测标本的基质相同或相似。它不能用作校准。它可以是液体的或冻干的形态。

八、基质效应

基质效应（matrix effect）是检测系统检测标本中的分析物时，处于分析物周围的所有非分析物质（基质）对分析物参与反应的影响。

九、灵敏度

灵敏度是检测系统可检测的最低分析物浓度，或称检测限。分析灵敏度（analytical sensitivity）是指批内（within-run，零校准）变异系数达5%时的最低检出限。功能灵敏度（functional sensitivity）是指批间（between-run）变异系数达20%时的最低检出限。

十、参考区间

参考区间是参考值分布的95%中心区间。在某些特定情况下，对参考区间另外取值或不对称取值更为合适。

十一、医学决定水平

医学决定水平是与临床诊断、治疗和预后判断有决定意义的检测指标的阈值。

十二、实验室安全管理

实验室安全管理主要包括对实验室的火、电、压力容器，易燃、易爆、强酸、强碱、剧毒化学药品及生物危害等的安全管理。

十三、实验室生物安全管理

实验室生物安全管理是当操作具有潜在感染力的微生物时，为防止实验人员的感染和防止感染因素的外泄，采取恰当的实验室操作和实验程序，使用一定的实验室安全装备，对实验室的设施及结构提出特定要求，并将上述诸因素综合起来进行应用的过程。根据所操作病原体的不同，实验室的生物安全水平可分为1～4级，分别采用不同的感染控制措施。

（许 斌 童明庆 王惠民）

第三节 质量管理的基本技术

一、校准和校准验证

1. 校准和校准验证可保证检测系统的检测结果在规定的报告范围内的准确和可靠。

2. 校准是测试和调整仪器、试剂盒或者检测系统以提供检验反应和所测物质之间的已知关系的过程。

3. 校准验证是按检测标本的操作方式对校准品进行分析，以检查并证实仪器或检测系统的检测结果，在规定的报告范围内保持稳定。

4. 校准和校准验证需按下列要求进行：

(1) 实验室应使用制造商规定的校准品和规定的校准方法进行校准，并确认结果符合制造商的规定。

(2) 当使用标准方法、自己开发的方法、中国食品药品监督管理局(SFDA)暂未批准的方法或者实验室修改的方法时,必须:

① 建立校准和校准验证方法;

② 选择和确定适合的校准品和接受限以及校准频度;

③ 校准应尽可能溯源到参考方法和(或)参考物质;

④ 确定检验结果的可报告范围。

(3) 至少每六个月以及有下列情况发生时,进行一次校准:

① 改变试剂种类或者批号(除非能说明不影响结果)。

② 仪器维修或更换了重要部件。

③ 质控异常,采取一般性纠正没能解决。

二、方法的选择和评价

1. 临床检验方法依据其准确度和精密度的不同,应用范围不尽相同。实验室中使用的分析方法包括:决定性方法、参考方法和常规方法。对于大多数实验室来说,应用最广泛的方法是常规方法。

2. 实验室在选择分析方法时,应采用满足客户需求并适用于所要进行的检测的方法,应优先使用以国际、区域、国家标准发布的方法,或由知名的技术组织或科学书籍和期刊公布的,或由设备制造商指定的方法。

3. 对新的检测方法,应按照我国 GB-T 15481～2000 标准的要求制定所有相关设备的使用和操作说明书。

4. 对选择的方法,实验室应进行确认,以核查并提供客观证据,以证实某一特定预期用途的特殊要求得到满足。确认应尽可能全面,如方法的精密度、线性分析范围、与参考方法的比较、结果的不确定度、检出限、抗干扰能力等,以满足预定用途和应用领域的需要。

三、诊断性试验的评价

临床诊断性试验的评价可包括敏感性、特异性、预告值和诊断效率几个方面,见表 1-1:

表 1-1 健康人群、患病人群诊断性试验指标

		有病人数	无病人数	合　计
诊断性试验	阳性	真阳性(a)	假阳性(b)	$a+b$
	阴性	假阴性(c)	真阴性(d)	$c+d$
合　计		$a+c$	$b+d$	$a+b+c+d$

其中:敏感性$=a/(a+c)$;

特异性$=d/(b+d)$;

阳性预测值$=a/(a+b)$;

阴性预测值$=d/(c+d)$；

诊断效率$=(a+d)/(a+b+c+d)$。

上述公式中：a 代表有病患者检测出阳性数；b 代表无病患者检测出阳性数；c 代表有病者检测出阴性数；d 代表无病者检测出阴性数。

1. 敏感性　是试验检出有病（即阳性）的人数占患者总数的比例，即真阳性率。

2. 特异性　指试验检出无病（即阴性）的人数占无病者总数的比例，即真阴性率。

3. 预告值　指一项诊断试验能够确定或排除某疾病的诊断概率。可分为阳性预告值和阴性预告值。

4. 诊断效率　指真阳性和真阴性人数之和占受试人群的百分率。

四、仪器的管理与维护

1. 实验室的仪器管理应从认购开始，即由专业实验室提出购置申请报告，说明开展项目或仪器更新的理由；提供调研材料及论证报告，陈述仪器性能，销售方的维修能力、售后服务状况及现有用户的反映等。

2. 应收集和建立仪器及其软件的有关原始资料和记录，内容主要包括仪器及其软件名称、型号、制造商名称、销售商联系方式、设备存放地点、合同、购置时间、使用说明书、操作手册、维修手册及维修记录等，由专人保管；工作人员操作精密仪器设备必须经过培训，由专业主管考核合格并经科主任批准后方可上岗。

3. 在仪器的使用和维护方面应建立专业实验室的仪器操作手册，使用时严格按照程序操作；操作人员对仪器要定期保养维护，并有记录；仪器有明显的状态标识（使用、维修、停用）；应建立仪器设备校准计划和程序，按期进行校准（贴有标识）。

五、检验的全面质量管理

（一）检验前的质量管理

1. 检验申请表中应包括足够的信息，如姓名、性别、年龄、样品的类型及采样日期和时间等，还必须有与患者唯一性标识有关的信息及相关的临床资料。

2. 实验室管理层应制定并实施正确采集和处理原始样本的作业指导书。

3. 实验室应会同有关部门监控样品向专业实验室运送的过程，并按规定的时间，适当的运输方式，必要的保存方法，及时运送。对相关人员进行必要的培训。

4. 在接收过程中建立相应的签收制度，并明确样品的采集时间及接收样品责任人。对不合格样品应拒收。

（二）检验中质量管理

1. 建立室内质量控制体系以保证检验结果达到预期的质量标准。最常用的方法是选用合适的质控物，每批随常规样品进行检测，并绘制质控图，观察结果的动态变化，来决定是否失控。

(1) 质控物的质量是：保证质控工作的重要物质基础，因此质控物选择应尽可能符合以下特征：

① 其基质与标本基质同源，分布均匀。

② 无传染性。

③ 添加剂和调制物的数量少。

④ 瓶间变异小。

⑤ 到达实验室后仍有足够长的有效期，冻干品复溶后的稳定期应足够长。

(2) 常用的质量控制图：有 L—J(Levey-Jennings)图、Z 分数图、X－R 图等等，最常用的是 L—J 质控图。以下介绍 L—J 质控图的绘制法：

① 建立统计学参数：对选定的控制品，每日随常规标本进行测定，至少 20 次，计算平均值($\overline{X}$)和标准差(s)；剔除 $\overline{X}\pm 3s$ 范围以外的数值后再计算为 $\overline{X}$ 和 s。

② 设定控制限：根据控制规则进行设定。

a. 1_{3s} 规则：设定 $\overline{X}+3s$ 和 $\overline{X}-3s$ 为控制限值，任何控制值超出 $\overline{X}\pm 3s$ 限值的，被确定该批结果为失控。

b. 1_{2s} 规则：设定 $\overline{X}+2s$ 和 $\overline{X}-2s$ 为控制限值，任何控制值超出 $\overline{X}\pm 2s$ 限值的，被确定该批结果为失控。

③ 绘制质控图：在普通算术坐标纸上，以 X 轴为一个月的日期，Y 轴为控制品中被测定物的浓度。Y 轴上分别标有刻度为 $\overline{X}$、$\overline{X}+1s$、$\overline{X}+2s$、$\overline{X}+3s$、$\overline{X}-1s$、$\overline{X}-2s$、$\overline{X}-3s$。通过 Y 轴中间的 X 点引一条与 X 轴的平行线，再在此线的上下方，分别通过 $\overline{X}+2s$、$\overline{X}+3s$、$\overline{X}-2s$、$\overline{X}-3s$ 处引出四条与 X 轴平行的红线或虚线。这种质控图应按项目每月一张。

④ 使用质控图：每天随常规标本使用 2 个水平的控制品，每个水平每批次至少各做 1 次检测，将每天测得的数值用小圆点在质控图上标出，并用细线将相邻点连接起来。

(3) 质控判断：根据所定的控制规则（1_{3s} 规则、1_{2s} 规则）并结合多规则的使用来判断结果是否失控和误差倾向（警告）。

Westgard 多规则：其主要特点是：它是在 L—J 方法基础上发展起来的，很容易与常用的 L—J 质控图进行比较并涵盖后者的结果；通过单值质控图进行简单的数据分析和显示；具有低的假失控或假报警概率；失控时，能确定产生失控的分析误差的类型，由此可帮助确定失控的原因以寻找解决问题的办法。

常用的多规则通常有：

① 1_{2s}：一个质控结果超过 $\overline{X}\pm 2s$，此为警告规则；

② $1_{2.5s}$：一个质控结果超过 $\overline{X}\pm 2.5s$，提示存在随机误差；

③ 1_{3s}：一个质控结果超过 $\overline{X}\pm 3s$，提示存在随机误差；

④ R_{4s}：同批两个结果之差值超过 $4s$，即一个质控结果超过$\overline{X}+2s$，另一个结果超过 $\overline{X}-2s$。提示存在随机误差；

⑤ 2_{2s}：两个连续质控结果同时超过 $\overline{X}+2s$ 或 $\overline{X}-2s$，提示存在系统误差；

⑥ 4_{1s}：一个质控品连续四次测定的结果都超过 $\overline{X}+1s$ 或 $\overline{X}-1s$，或两个质控品连续两次测定都超过 $\overline{X}+1s$ 或 $\overline{X}-1s$，提示存在系统误差；

⑦ 7_T：七个连续的质控结果呈现出向上或向下的趋势，提示存在系统误差；

⑧ $10_{\bar{x}}$：十个连续的质控结果在平均数的一侧，提示存在系统误差。

(4) 失控原因分析及纠错措施：根据质控结果判断，如为失控，应按以下顺序处理并纠错：

① 填写失控报告，报专业主管；

② 简单迅速回顾整个操作过程，分析查找最有可能发生误差的因素；

③ 如未发现明显差错，则应按下列步骤去寻找原因：

a. 立即重新测定同一质控品，如若结果在控，则可能是人为误差或偶然误差。

b. 新开一瓶质控品，如若结果在控，那么可能是前一瓶质控血清过期、变质或污染；

c. 更换一批质控品，如若结果在控，说明前一批质控血清可能因有效期或贮存而出现问题；

d. 进行仪器维护或更换试剂，以查明是否是仪器或试剂造成的结果偏差；

e. 重新校准；

f. 请专家帮助，或与试剂、仪器厂家联系。

根据分析所得的结果，判断是真失控还是假失控，结合一定的补救措施，以决定当批结果是否发出或重新测定。

2. 应设计并实施一套对测量系统进行校准的程序，以保证测量结果可溯源到 SI 单位，如果无法实现，可参加适当的实验室间的比对计划。对实验室比对结果的评价有变异指数得分(variance index score，VIS)方案和能力验证(proficiency test,PT)方案。

(1) VIS方案:实验室间质量调查和监督的一种评价方法，它是我国20世纪80年代开始采用的一种英国室间质量评价的统计方法，它将参加活动的实验室某一项测定结果除以靶值求得变异百分数(V)，再求V与所选定的变异系数(CCV)的比值，借此来评价各实验室的测定水平。其计算公式如下：

$$V=\frac{|X-\bar{X}|}{\bar{X}}\times 100 \qquad VI=\frac{V}{CCV}\times 100$$

变异指数计分(VIS)方式被定义为，当VI值小于400时，VIS=VI；当VI值大于400分时，VIS=400分。

VIS>150分为不及格，VIS<80分为优秀。

(2) PT方案：我国在20世纪末至21世纪初，室间质评方案基本由VIS方案过渡到PT方案。PT的具体要求如下：

① 内容及频度：根据专业的不同，分别确定计划检测的内容；每年在相同的时间间隔内，至少开展两到三次活动。

② 检测样本数：每次活动至少5个样本。

③ 确定靶值并给出检测项目的可接受范围；各单位的测定结果如落在PT方案的可接受范围(表1-2)内为可接受结果，否则为不可接受结果。

表1-2 常规临床化学项目PT方案检验的分析质量要求:

分析物或实验	可接受范围
钾	靶值±0.5 mmol/L
钠	靶值±4 mmol/L
氯	靶值±5%
钙	靶值±0.250 mmol/L
磷	靶值±0.097 mol/L或±10.7%(取范围大者)
葡萄糖	靶值±0.33 mmol/L(6 mg/dl)或±10%(取范围大者)
尿素氮	靶值±0.71 mmol/L尿素(2 mg/dl尿素氮)或±9%(范围取大者)
尿 酸	靶值±17%
肌 酐	靶值±26.5 μmol/L(0.3 mg/dl)或±15%(取范围大者)
总蛋白	靶值±10%
白蛋白	靶值±10%
胆红素	靶值±6.84 mmol/L(0.4 mg/dl)或±20%(取范围大者)
胆固醇	靶值±10%
甘油三酯	靶值±25%

续表 1-2

分析物或实验	可接受范围
高密度脂蛋白胆固醇	靶值±30%
谷丙转氨酶	靶值±20%
谷草转氨酶	靶值±20%
碱性磷酸酶	靶值±30%
淀粉酶	靶值±30%
肌酸激酶	靶值±30%
乳酸脱氢酶	靶值±20%
γ-谷氨酰基转移酶	靶值±2s

④ 计算得分并判断是否满意。

PT 的得分计算公式

针对某一项目的得分计算公式为：

$$\frac{\text{该项目的可接受结果数}}{\text{该项目总的测定样本数}}\times 100\%$$

针对评价的所有项目得分计算公式为：

$$\frac{\text{全部项目可接受结果数}}{\text{全部项目总的测定样本数}}\times 100\%$$

对每次活动每一分析项目未能达到至少 80%可接受成绩，则称为本次活动该分析项目不满意的 EQA 成绩。对每次室间质评所有评价项目未达到至少 80%得分，称为不满意的 EQA 成绩。对本次未参加或在规定时间未能回报结果的实验室，将定为不满意的 EQA 成绩，该次活动的得分为 0。对于不满意的 EQA 成绩，实验室必须加以分析或进行适当的培训并采取纠正措施。对同一分析项目或所有评价项目，连续两次活动或三次活动中的两次活动未能达到满意的成绩，则称为不成功 EQA 成绩。

（三）检验后质量管理

应由获得一定资格的专门人员对检验结果进行审核，对有疑问的结果在相关人员的监督下进行重复检测。要建立检验报告准确、及时发送的有关制度，对报告的发送要有交接手续、并有相关的反馈及监督制度。

建立临床查房或询问制度，对所反映的与临床不符的结果，应及时与经治医师共同探讨，寻找可能的原因，并将实验室相关的原因变成质量改进的措施。检验完的样品按规定进行存放或销毁。

六、临床细菌检验的全面质量管理

由于致病菌的多样性和变异性，临床细菌学检验包括细菌培养和药敏试验等均属于高度复杂的试验范畴。

细菌检验的全面质量管理是一个连续的质量管理系统，包括从患者准备，申请单书写，标本采集、标识、保存、运送、处理和检验，结果分析和报告，直至医师的理解和应用（诊治）。为了对这一过程的质量进行管理，现从检验前、检验中和检验后三个方面提出相关要求。

（一）检验前的质量管理

1. 检验项目的申请

细菌检验项目的申请要有针对性和合理性。临床医师应在熟悉人体各部位正常菌群以及常见致病菌的基础上，结合感染患者的症状、体征，科学地提出检验申请。对于有感染迹象者（如白细胞增高，中性粒细胞升高，CRP＞20 mg/L 等），应尽快申请做细菌培养与药敏试验，并力争在使用抗菌药物之前送检标本，以便及时获得致病菌的有关资料和药敏结果，正确选用抗菌药。对于低临床价值的细菌标本，如口腔和肠内容物、直肠周围脓肿、压疮、多毛的脓肿、恶露、呕吐物等，由于易受正常菌群的污染，细菌培养价值较低，一般不做细菌培养；必须申请细菌培养时，其结果应结合临床分析。由于细菌检验的特殊性，细菌检验申请单必须提供临床信息，特别应说明患者是否使用过抗菌药以及使用过何种抗菌药，以便于实验室有的放矢地抵消抗菌药的作用（如采用含树脂或活性炭的培养瓶），提高细菌培养阳性率。

2. 检验标本的采集、保存、运送和验收

（1）患者的准备：主要包括两个方面，一是做好采集部位的清洁和消毒工作，防止正常菌群的污染；二是耐心细致地交代患者，使其主动配合以便采集到有价值的标本。

（2）标本采集：标本正确采集十分重要，其目的是千方百计捕捉病原菌并保持其活性，以提高检出率，同时又要尽可能避免非病原菌的污染和干扰。为此，要根据各种感染性疾病和目标病原菌的不同特点，正确合理地确定采样部位、时机和次数。要选用恰当的采样器材严格按规范操作。一般来讲，采样量多一些有利于病原菌的检出，但应以不影响患者健康和便于操作为前提，因此采样量要恰当。

（3）标本保存与送检：盛标本的容器应无菌、不漏和便于密封。要根据目标病原菌的特点决定是否使用保菌液、运送液或增菌液，以及选择何种保菌液、运送液或增菌液。标本采集后应尽可能立即送检。如不能及时送检，要根据目标病原菌的特点确定保存条件（如温度等），在规定的时间内送到实验室。

（4）验收和登记：标本的验收和登记要有专人负责。验收的内容主要包括：采样时间与送检时间以及送检条件是否符合保存致病菌活力的要求；盛标本容器是否有溢漏和污染；申请单是否填写完整；标本标识是否与申请单一致和唯一等。对不合格的标本要拒收，并向送检医护人员说明拒收原因，告知正确送检的要求，嘱其重新采集和送检标本。

以上各项均与细菌检验的质量密切相关，检验科（细菌室）应与临床科室通过共同研讨，认真制定有关的要求和标准操作程序，并严格执行。

（二）检验中质量管理

1. 致病菌分离鉴定

(1) 标本（细菌）的接种、分离和鉴定：根据标本和检验目的的不同接种不同的培养基。对阳性培养要分离纯化，然后进行分群和种属鉴定。整个操作过程要按标准操作程序（SOP）进行，不得随意更改操作程序，对于疑难菌株，要查阅文献、组织会诊，不能草率做出结论。

(2) 检验过程的记录和结果报告：检验过程中所见现象和发现的问题，均应如实地记录，以便于分析实验结果，做出正确结论并发出可信的报告，亦可作为今后总结和改进工作的依据。所发报告内容要登记，以便查询；如原（初步）报告有误或不完善，应发纠正报告。

2. 药敏试验质控

药敏试验应严格按 NCCLS 规定的培养基、操作方法、药敏纸片和判定标准进行。为了监控试验过程的质量，必须做好药敏质控。

(1) 常用的药敏质控标准菌株：NCCLS 从美国菌种收集中心（ATCC）选择推荐了一些菌株作为质控标准株（表 1－3）。

表 1－3　常用药敏质控标准株

标准菌株名称	ATCC 编号	用　途
大肠埃希菌	25922	
金黄色葡萄球菌	25923	用于常规纸片法药敏质控
铜绿假单胞菌	27853	
大肠埃希菌 肺炎克雷伯菌	35218 700603	产 β-内酰胺酶，用于含 β-内酰胺酶抑制物的复方制剂的质控和 ESBLs 的检测质控
流感嗜血杆菌	49247、49766 和 10211	用于嗜血杆菌的药敏质控
淋病奈瑟菌	49226	用于淋病奈瑟菌的药敏质控
粪肠球菌	29212 和 33186	用于磺胺类和 TMP 的药敏质控
金黄色葡萄球菌	29213	用于 MIC 测定的质控以替换 25923
肺炎链球菌	49619	用于肺炎链球菌的药敏质控

(2) 质控株的保存：尽管质控标准株比其他一些菌株药敏结果是相对稳定的，但反复多次的传代不可避免地会造成菌株的变异。为防止变异，必须将标准株冻干保存。每月从冻干株中复苏 1 次，种入大豆酪蛋白消化肉汤中(厌氧菌可用 GAM 肉汤等)作为工作株。工作株可存于 4～8℃，并于每周转种 1 次。通常工作株转种 4～5 次后即须弃去。在质控中，如发现工作株结果有疑问，应予以更换。如无冻干条件时，可于肉汤中加入 15%的甘油和脱纤维羊(或兔)血，或使用含 50%小牛血清的肉汤，然后接种标准株，存于－20℃以下环境中，亦可防止变异。

(3) 药敏质控方法：质控株应每天随临床分离株一道进行药敏试验。质控株的药敏结果如果在质控允许范围内(参见最新 NCCLS 文件)，说明实验条件符合要求，结果可信；若药敏结果在质控允许范围外，则实验中可能存在差错。由于质控允许范围的最大值与最小值是质控株在标准条件下多次重复实验的 95%可信限，故 20 次连续质控结果中仅允许 1 次落在范围外，但不能偏离质控允许范围中间值[(最大值＋最小值)/2]4 个标准差；由于允许范围恰好包括 4 个标准差，故落在允许范围外的抑菌圈直径一定要在离中间值一个允许范围(中间值±1 个允许范围)之内。此外，20 次或更多次药敏结果的平均值应接近中间值。如果 20 次连续质控结果中连续 2 次或不连续 3 次以上的结果超出了允许范围，则提示实验过程中存在问题，必须查找原因加以解决。

常规的药敏质控可按下法进行：连续测定某药对质控株的药敏结果，每天一次，共测 30 天，取得 30 个值。

① 仅有三个以下的值超出允许范围，则结果基本可信，可改为每天质控一次为每周一次。此后，若某周出现一次质控值超出允许范围，则须连续质控五天，每天一次：若五次结果皆在允许范围以内，则继续每周一次的质控；五次结果只要有一次失控，则改每周一次质控为每天一次，直至完成 30 天，其间失控次数若在三次以内，则再改为每周一次。

② 如果有四个以上的值超过允许范围，则继续做每天一次的质控。

③ 每当改变试剂、药敏纸片和培养基等时，均要重新进行连续 30 天的质控。

④ 每次失控均要查找原因，纠正后才能发出报告。

3. 培养基、试剂和染色的质控

(1) 培养基的质控：培养基无论是自制的还是商业购买的，都应注明生产日期和有效期。培养基的质控主要包括以下四个方面：① 无菌试验，每批培养基在高压或过滤除菌后均要抽取样本进行培养，以证实无菌生长。② 支持生长试验，以适宜的菌株接种，经培养应生长良好。③选择和抑制生长试验，对选择性培养基应至少分别选1株可生长、1株被抑制菌进行接种培养，可生长菌应生长良好，被抑制菌应不能生长。④ 生化反应培养基至少应分别选阳性和阴性反应菌株各1株，以证实应有的生化反应。

(2) 生化反应试纸和试剂的质控：试纸和试剂无论是外购的还是自制的，在使用时一定要注明开启时间和失效期。测定代谢产物的试纸或试剂，要用已知阳性和阴性的菌株进行测试，并做好测试记录。测定代谢产物的试剂，要防止细菌的污染。触酶、氧化酶、凝固酶试剂在开瓶时以及使用中，每天至少要分别用一阳性和阴性菌测试1次。

杆菌肽、Optochin、ONPG、XV纸片(条)在开瓶时以及使用中，每周至少要分别用一阳性和阴性菌测试1次(XV纸片仅做阳性菌)。用于分枝杆菌鉴定的试剂在开瓶或配制时，以及每次使用时，均要做阳性菌对照(铁的摄取试验还要做阴性对照)。

抗血清在开瓶时和使用中每月需分别用阳性反应和阴性反应菌做1次测试。抗原检测试剂和DNA探针在每次操作时，均要设阴、阳性对照。

其他试剂和纸片仅在开瓶或配制时，做1次阴、阳性反应测试即可。

(3) 染色的质控：常用的染色技术均要做好质控，包括鞭毛染色、革兰染色、抗酸染色和芽胞染色，质控结果应作好记录。

(三) 检验后质量管理

检验工作完成后，要综合检验结果，正确及时地发出报告。阳性结果应先通知医师，以争取时间抢救患者。对于可疑的阴性结果或与临床不符的结果，要与医师共同探讨，找出可能的原因，不断提高诊断水平。对于所分离的特殊菌株，最好设法保存，以利于今后的研究工作(遵循生物安全的法规)。经常征求医护人员和患者的意见，加强相互间的沟通，重视医师和患者的投诉和抱怨，定期对质量保证工作进行评价，做出书面总结。要求全体检验人员都知道存在的问题和克服的办法，不断调整和改进质量管理系统。

(童明庆　许　斌)

第二章　一般检验

第一节　一般检验基础理论

一、血液生理

血液是由血细胞和血浆组成的红色黏稠的混悬液。血细胞包括红细胞、白细胞、血小板。血浆是复杂的胶体溶液，水分占91%～92%，固体成分占8%～9%，包括各种蛋白质、无机盐、激素、维生素和代谢产物。离体后的血液数分钟自然凝固后，分离出来的淡黄色透明液体称为血清。血液加抗凝剂后分离出来的淡黄色液体称为血浆。血清主要不同于血浆的是血清缺少某些凝血过程被消耗的凝血因子。

正常人的血液总量约为(70±10)ml/kg体重，成人约4～5 L，约占体重的6%～8%，小儿的血量与体重之比略高于成人，男性比女性血量稍多。血液的比重，正常男性约为1.055～1.063，女性约为1.051～1.060；血浆渗量(渗透压)为290～310 mOsm/kg·H_2O。健康人血液pH为7.35～7.45。

血液通过循环系统与全身组织器官密切联系，并参与机体的呼吸、运输、防御、调节体液渗透压和酸碱平衡等各项生理活动，维持正常的新陈代谢和内外环境的平衡。

二、外周血正常细胞形态(瑞氏染色)

(一) 正常红细胞形态

正常红细胞形态呈双凹圆盘形，细胞大小均一，平均直径7.2 μm(直径范围6.7～7.7 μm)。为淡粉红色，向心性淡染，中央部位为生理性淡染区，大小约为直径的1/3，胞质内无异常结构。

(二) 正常白细胞形态

1. 中性粒细胞

中性粒细胞根据细胞核的形状不同分为中性杆状核和中性分叶核粒细胞两种。细胞体呈圆形，直径10～15 μm，约为红细胞的2倍。细胞核为深紫红色，染色质致密成块状，粗糙不均。细胞质丰富，呈粉红色，含较多细小均匀的淡粉红色中性颗粒。杆状核与分叶核的划分，一般以核径最窄处小于最宽处1/3即为分叶核，核径最窄处大于最宽处1/3即为杆状核。杆状核粒细胞核型多样，可呈C形、S形、V形或不规则形。分叶核粒细胞核分为2～5叶，甚至5叶以上，各叶之间或相连或完全分开，且大小形状和排列各不相同。

2. 嗜酸性粒细胞

细胞呈圆形，直径13～15 μm，略大于中性粒细胞。胞核多为两叶，呈眼镜状，也可偶见3～4叶，染色质粗糙呈紫红色。胞质内充满粗大、整齐、均匀、紧密排列且折光性强的橘红色嗜酸性颗粒。

3. 嗜碱性粒细胞

胞体呈圆形，直径10～12 μm，略小于中性粒细胞。核分叶不明显，形态不规则。胞质中含有少量粗大但大小不一、分布不均的紫黑色嗜碱性颗粒，颗粒常盖于核上，致使核的轮廓与结构模糊不清。

4. 淋巴细胞

光镜下可分为小淋巴细胞和大淋巴细胞。小淋巴细胞直径6～10 μm，约占90%；大淋巴细胞直径10～15 μm，约占10%。小淋巴细胞胞体呈圆形或椭圆形；胞核呈圆形或椭圆形，偶见凹陷，染色质粗糙致密，排列均匀无空隙，常有隐约成块现象，染深紫红色；胞质很少，仅在核的一侧见到少量淡蓝色胞质，有时几乎不见而似裸核，一般无颗粒。大淋巴细胞呈圆形；胞核呈圆形或椭圆形，常偏于一侧，染色质常致密呈块状，排列均匀无空隙，染深紫红色；胞质丰富，呈透明天蓝色，常有少量大而稀疏的紫红色嗜天青颗粒。

5. 单核细胞

胞体呈圆形或不规则形，直径14～20 μm。细胞核呈肾形、马蹄形或不规则分叶，淡紫红色，常折叠扭曲，染色质细致，疏松如网状。胞质丰富，染淡灰蓝色或淡粉红色，含大量细小、弥散分布的灰尘样淡紫红色嗜天青颗粒。

（三）正常血小板形态

正常血小板形态多数为圆形、椭圆形或略欠规则，直径约2～4 μm，新生血小板体积大，成熟者体积小，平均容积为8 μm^3。在血涂片上往往成簇分布，胞质呈淡蓝或淡红色，中心部位有细小、分布均匀的紫红色颗粒。

三、血液流变学概念

物体在应力的作用下可产生流动与变形，研究物体流动与变形的科学称为流变学。血液流变学是生物流变学的一个重要分支，主要研究血液及其有形成分的流动性与变形性规律及其在医学领域中的应用，在疾病的发生、发展、诊断、疗效观察及预后判断等方面具有重要意义。

（一）切变率

血液是由多种成分组成的流体，其在血管内流动时，愈靠近血管中心流速愈快，距中心愈远流速愈慢，在血管壁上流速为零，这种流动特性称层流，层流中单位距离的两个液层的流速之差称切变率，用r表示。在层流中同一断面管轴附近的流层速度较快，而切变率较小，距管轴愈远流速愈小，而切变率愈大。血液在血管中流动时，血细胞并不是充满整个血管，而是表现出明显的趋轴性，称为轴流。愈接近血管轴心，血细胞愈密集；愈接近管壁，血细胞愈稀少。这样的流动方式可以最大限度地减少血细胞与血管内皮细胞的接触机会，从而减少血细胞的黏附、聚集沉着的几率。

（二）血液黏度

全血为非牛顿流体，全血粘度与血细胞比容有密切关系，当血细胞比容为0时（血浆），为牛顿流体；当血细胞比容大于0.1时，血液表现出非牛顿流体特性。随着切变率减小而黏度增高，血细胞比容越高，黏度越大，非牛顿特性越显著。随着切变率增大，血液流动性状逐渐似牛顿流体。血浆为牛顿流体，血浆黏度与血浆组成有关，尤其受纤维蛋白原影响较大，血浆黏度比血清黏度约高20%。

血液黏度的有关概念：

(1) 表观黏度：非牛顿流体在某一切变率时测得的黏度，在明确的流动条件下，由切应力与切变率比值计算而来。

(2) 相对黏度：全血黏度与血浆黏度的比值。

(3) 比黏度：指全血黏度与水黏度的比值。

(4) 还原黏度：指全血黏度与血细胞比容的比值，即当血细胞比容为1时的全血黏度。这样使血液黏度都校正到相同比容的基础上以利于比较。若全血黏度和全血还原黏度都高，说明血液黏度大，且与红细胞自身流变性质有关。若全血粘度高而全血还原黏度正常，是因为血细胞比容增高而引起血液黏度增大，但红细胞自身流变性质无异常。若全血黏度正常而全血还原黏度高，是因为血细胞比容低，但红细胞自身流变性质异常。

（芦慧霞　曹兴建）

四、尿液的生成

尿液的生成是通过肾小球的滤过，肾小管与集合管的重吸收和分泌作用来完成，并受神经与体液因素等的调节。

（一）滤过

由肾小球滤过膜的滤过作用来完成。肾小球滤过膜具有一定的通透性，一般而言，相对分子质量为60 000以上的物质如血清白蛋白很难通过；血浆球蛋白相对分子质量在90 000以上，则完全不能通过。肾小球滤过膜的面积总和约1.5 m^2 以上，其滤过量很大，每天可达180 L以上。其对物质的滤过除了受物质相对分子质量大小的影响，而且与物质所带电荷有关。肾小球滤过作用的强弱，主要受有效滤过压的大小控制。有效滤过压决定于肾小球毛细血管压、肾小球囊内压、血浆胶体渗透压。肾小球有效滤过压＝肾小球毛细血管血压－(血浆胶体渗透压＋囊内压)。肾小球毛细血管压是推动滤过作用的主要力量,而肾小球囊内压、血浆胶体渗透压则是抵抗滤过作用的力量。正常情况下,肾小球毛细血管压较高,超过与它对抗的力量,保证了滤过的顺利进行。正常人两侧肾脏血流量 1 000～1 200 ml/min,其中血浆流量约 600～700 ml/min。单位时间内肾小球滤过的血浆量称为肾小球滤过率。正常成人每分钟约滤过 120 ml±15 ml。两侧肾脏每日从肾小球滤过的血浆总量达 150～180 L。所滤过的这部分血浆称为原尿。原尿流经肾小管及集合管,约 99%被重吸收。因此排出体外的尿液仅有 1 500～1 800 ml。

(二) 重吸收与排泌

肾小球滤过的原尿量很大,而且含有许多机体必需的物质,为了保证这些有用物质的不丢失和代谢废物的排出,维持机体内水电解质的平衡,肾小管与集合管的重吸收和排泌功能起着重要的作用。肾小管和集合管的重吸收有被动方式、主动方式两种,具有两大特点:一个是选择性的重吸收,如水被 99%重吸收,从而保证每天排出的尿液总量为 1.0～1.5 L;原尿中的葡萄糖与血浆中的浓度相似,而尿中却仅有微量的葡萄糖,说明葡萄糖几乎全部被吸收。有害物质如肌酐则完全不被重吸收。另一个是有限度的重吸收,肾小管对各种物质的重吸收均有一定的限度,如葡萄糖的含量超过了肾阈值,就不能被重吸收,尿中就出现尿糖。影响重吸收的因素,主要有以下 3 点,即肾小管内溶质的浓度、肾小管细胞的功能状态、血液供应是否良好等。肾小管除重吸收的功能外,尚与集合管还有排泌的功能,如通过新陈代谢将细胞产生的物质分泌排入小管液中称为分泌功能。许多物质是通过这种作用进入尿中的,如尿素、尿酸、肌酸以及一些酸性物质由肾小球滤过后通过肾小管排出体外。除了由肾小球滤过外,肾小管尚可直接分泌某些代谢产物,如肌酐、氢离子、钾离子等,将其排出体外。

(三) 尿液生成的调节

主要通过以下 3 种机制来调节,即球-管平衡的调节、肾小球血流量重新分配的调节、神经体液的调节来完成。

五、尿液的有形成分

有形成分包括细胞、管型、结晶、细菌、寄生虫等各种病理生理成分。

六、粪便常见细胞及寄生虫卵

从粪便直接涂片显微镜检查中可发现各种细胞、寄生虫卵、真菌、细菌、原虫等,并可通过观察各种食物残渣以了解消化吸收功能。

(曹兴建 芦慧霞)

第二节　一般检验基本知识

一、常用抗凝剂的抗凝机理及应用

用物理或化学方法除去或抑制血液中某些凝血因子的活性使凝血过程被阻断称为抗凝。抗凝剂指能够阻止血液凝固的化学物质，称为抗凝剂或抗凝物。

（一）乙二胺四乙酸（EDTA）盐

乙二胺四乙酸盐能与血液中钙离子结合形成螯合物，使凝血过程被阻断。常用的乙二胺四乙酸盐抗凝剂有二钠盐（EDTA－Na_2）、二钾盐（EDTA－K_2）或三钾盐（EDTA－K_3）。EDTA 盐抗凝剂对血细胞形态和血小板计数影响很小，适用于多项血液学检查。国际血液学标准化委员会（ICSH）建议，血细胞计数用 EDTA－K_2 作抗凝剂，用量为 EDTA－K_2・2 H_2O 1.4～1.5 mg/ml 血液。EDTA 盐抗凝剂影响血小板聚集和白细胞的吞噬功能，不适合用于作凝血象检查和血小板功能试验。

（二）草酸盐

草酸盐的草酸根与血液中的 Ca^{2+} 形成草酸钙沉淀，凝血过程被阻断。常用的草酸盐抗凝剂有草酸钠、草酸钾和草酸铵。草酸钠通常用 0.1 mol/L 浓度，与血液按 1∶9 比例使用，主要用于凝血象检查，因草酸盐对凝血Ⅴ因子保护能力差，影响凝血酶原时间（PT）测定。另外草酸盐与钙结合形成的沉淀物，会影响自动血凝分析仪的使用。用草酸铵与草酸钾或草酸钠两者适当比例混合的抗凝剂，恰好不影响红细胞的形态和体积，可用于测定血细胞比容。

（三）枸橼酸盐

枸橼酸盐能与血液中的 Ca^{2+} 结合形成螯合物，从而阻止血液凝固。常用的为枸橼酸三钠，枸橼酸盐常用于红细胞沉降率和凝血功能测定。用于凝血检查时与血液的比例为 1∶9，血沉检查时与血液的比例为 1∶4。由于枸橼酸盐细胞毒性较小，也是输血中血液保养液的成分之一。

（四）肝素

肝素是生理性抗凝剂，主要是通过加强抗凝血酶灭活丝氨酸蛋白酶的作用，从而阻止凝血酶的形成，并有阻止血小板聚集等多种抗凝作用。常用肝素抗凝剂是肝素的钠盐或钾盐。肝素是红细胞渗透脆性试验、红细胞比积、血液黏度的理想抗凝剂。不适合用于凝血机制检查、白细胞计数和分类。每毫升血液抗凝需要肝素（15±2.5）U。

二、血常规检查的临床意义

血常规检验是临床应用最为广泛的项目，随着血液细胞分析仪的普遍使用，其检测参数多达30多项。

（一）红细胞计数和血红蛋白测定的临床意义

1. 生理性变化

初生儿、男性、高原居民、精神紧张和剧烈活动后均可见红细胞数量和血红蛋白含量的增加。妊娠中、晚期孕妇和老年人红细胞数量和血红蛋白含量均减少。

2. 病理性改变

红细胞计数和血红蛋白含量增加见于真性红细胞增多症，慢性心、肺疾病，异常血红蛋白病，肾上腺皮质机能亢进，呕吐、高热、腹泻、多尿、多汗、大面积烧伤等因素造成的暂时性血液浓缩等。

各种原因导致红细胞、血红蛋白低于正常参考值低限，该病理改变称为贫血。其诊断界限为RBC $<3.5\times10^{12}$/L，Hb$<$105 g/L。

(1) 骨髓造血功能低下：如再生障碍贫血，EPO合成不足，药物、毒物、放射线等导致的骨髓造血停滞。

(2) 造血原料缺乏：铁、维生素B_{12}和叶酸缺乏可分别导致缺铁性贫血和巨幼细胞性贫血。

(3) 红细胞破坏过多：由于各种因素作用导致红细胞寿命缩短，见于溶血性贫血。

(4) 失血：急性、慢性失血而使红细胞、血红蛋白减少，见于消化道溃疡、痔疮、子宫肌瘤等。

(5) 药物性贫血：引起贫血的药物很多，如阿司匹林、格鲁米特、苯妥英钠、奎尼丁类等。

（二）白细胞计数和白细胞分类计数的临床意义

由于中性粒细胞在白细胞中所占百分率最高，因此它的数值增减是影响白细胞总数的关键。中性粒细胞增减的意义与白细胞总数增减的意义基本上是一致的。但是二者的数量关系也有不一致的情况，需要具体情况具体分析。

1. 中性粒细胞数量与白细胞总数增减的临床意义

(1) 生理性增多：日间下午较上午高。剧烈运动、情绪激动、严寒、暴热等使白细胞增多。新生儿、孕妇妊娠5个月以上及分娩时白细胞增多。

以上均为一过性白细胞增多，在去除影响因素后不久即可恢复正常，系边缘池内的白细胞过多地进入循环池所致，而持续时间较长的白细胞增多则与贮备池释放增加有关。

（2）病理性增多

① 急性感染：白细胞总数常增高，以中性粒细胞为主。是白细胞增多最常见的原因。其白细胞总数增高程度与感染范围、程度及机体反应性有关。感染过于严重如感染引起中毒性休克或机体反应性较差时白细胞可不增高反而减低。

② 严重的组织损伤及大量血细胞破坏：如严重的烧伤、较大手术后、心肌梗死、急性溶血等均可见白细胞增高，增多的细胞成分以中性粒细胞为主。

③ 急性内出血：内脏（如肝、脾）破裂或宫外孕破裂所致大出血，此时白细胞可迅速增高，常达 $20\times10^9/L$，以中性粒细胞为主。

④ 急性中毒：急性化学药物中毒如安眠药、有机磷等中毒。代谢性中毒如糖尿病酮症酸中毒、尿毒症等，也常见中性粒细胞增多。

⑤ 白血病及恶性肿瘤：常见于急、慢性粒细胞性白血病，急性白血病白细胞计数一般 $<100\times10^9/L$，以原始、早幼粒细胞为主。而慢性白血病白细胞计数常 $>100\times10^9/L$，以中幼、晚幼以下各阶段粒细胞为主，并伴有较多的嗜酸性、嗜碱性粒细胞。非造血系统的恶性肿瘤如肝癌、胃癌等有时也可出现持续性的白细胞增高，且以中性粒细胞为主。

以上白细胞增多（除白血病属于造血干细胞克隆性疾病外）与机体相对缺氧、细菌内毒素、肿瘤坏死产物等引起边缘池内细胞进入循环池，或贮备池释放增加，甚至动用成熟池乃至分裂池内的白细胞有关。

（3）中性粒细胞减少

① 某些感染：见于某些革兰阴性杆菌（伤寒、副伤寒杆菌）感染及病毒感染（流感）时，如无并发症均可见白细胞减少。

② 血液病：如再生障碍性贫血及非白细胞性白血病，白细胞可小于 $1\times10^9/L$，分类时淋巴细胞相对增多。

③ 慢性理化损伤：长期接触电离辐射（X 射线）或应用、接触某些化学药物（氯霉素），可抑制骨髓细胞的有丝分裂而致白细胞减少。

④ 免疫性疾病：如系统性红斑狼疮，由于自身免疫性抗核抗体导致白细胞减少。

⑤ 脾功能亢进：肿大的脾脏中单核—巨噬细胞系统吞噬破坏过多的白细胞以及分泌过多的脾素灭活了促进粒细胞生成的某些因素。

2. 嗜酸性粒细胞计数的临床意义

（1）生理变化：在劳动、寒冷、饥饿、精神刺激等情况下，交感神经兴奋，下丘脑分泌促肾上腺皮质激素，使肾上腺皮质激素水平增高，嗜酸性粒细胞减低。因此正常人嗜酸性粒细胞白天较低，夜间较高，上午波动大，下午较恒定。

（2）病理变化

① 嗜酸性粒细胞增多

a. 过敏反应性疾病：如支气管哮喘、荨麻疹等。

b. 寄生虫病：尤其是肠道寄生蛔虫、钩虫、绦虫等，血中嗜酸性粒细胞明显增多。

c. 某些皮肤病：如湿疹、疱疹样皮炎、真菌性皮肤病等。

d. 血液病：如慢性粒细胞白血病，嗜酸性粒细胞常可高达10%以上，并可见少量的晚幼及中幼嗜酸性粒细胞。

e. 某些恶性肿瘤：特别是淋巴系统的恶性肿瘤，如霍奇金病。

f. 某些传染病：如猩红热。一般急性传染病时，血中嗜酸性粒细胞均减少。而猩红热由于该病致病菌（Ⅰ型溶血性链球菌）所产生的酶能激活补体成分（C_{3a}，C_{5a}），其趋化作用导致嗜酸性粒细胞增多。

g. 某些内分泌疾病：如脑垂体功能低下及原发性肾上腺皮质功能不全等。

② 嗜酸性粒细胞减少

a. 伤寒、副伤寒、大手术后。

b. 长期使用肾上腺皮质激素，嗜酸性粒细胞常减少。

(3) 嗜酸性粒细胞计数的其他应用

① 观察急性传染病的预后：当急性传染病（伤寒）时，肾上腺皮质激素分泌增加，血中嗜酸性粒细胞随之减少。如嗜酸性粒细胞持续下降，甚至完全消失，说明病情严重。若临床症状严重，而嗜酸性粒细胞不减少，说明肾上腺皮质功能衰竭。

② 观察大手术和烧伤病人的预后：若大手术和大面积烧伤后，病人嗜酸性粒细胞不下降或下降很少，均认为预后不良。

③ 肾上腺皮质功能测定：根据ACTH注射前后的嗜酸性粒细胞数量的变化情况，来反映肾上腺皮质功能。

（三）血小板计数的临床意义

1. 生理变化

正常人血小板计数一天之内可有6%～10%的变化。一般早晨较低，午后较高；剧烈运动及饱餐后较高；妇女月经初期较低，经期后逐渐上升；妊娠中晚期及新生儿较高；静脉血比毛细血管血高。

2. 病理变化

(1) 血小板减少：PLT低于$100\times10^{9}/L$时称为血小板减少。常见于：

① 血小板生成障碍，如再生障碍性贫血。

② 血小板破坏或消耗增多，如原发性血小板减少性紫癜。

③ 血小板分布异常，如脾肿大。

④ 先天性的血小板减少，见于新生儿血小板减少症、巨大血小板综合征。

（2）血小板增多：PLT 超过 $400\times10^9/L$ 称为血小板增多。引起血小板增多的原因有：原发性增多，如慢性粒细胞性白血病；反应性增多，如急性化脓性感染、急性大出血等。

（四）网织红细胞检查的临床意义

1. 评价骨髓增生能力，判断贫血类型

（1）网织红细胞降低：表示骨髓造血功能低下，多见于再生障碍性贫血。

（2）网织红细胞增高：表示骨髓造血功能旺盛，多见于正常失血、溶血性贫血患者；缺铁性贫血、营养不良性贫血者网织红细胞可保持正常或轻度升高。

2. 评价疗效、判断病情变化

贫血治疗后网织红细胞计数上升，7～10 日达到最高（10%左右）；两周以后逐渐降至正常水平，红细胞、血红蛋白开始升高。该过程表示贫血得到纠正。若网织红细胞居高不下，提示尚未达到治疗效果。

三、血沉检验的临床意义

血沉是一项敏感但缺乏特异性的指标，对于疾病的鉴别和动态观察具有一定的参考价值。

1. 生理性改变

血沉生理性增快见于新生儿、老年人、女性经前期与经期、妊娠期。

2. 病理性变化

血沉加快有一定的临床应用价值，而血沉减慢一般无临床意义。血沉加快见于：

（1）各种炎症：细菌感染时，血中急性反应时相蛋白迅速增多，如纤维蛋白原等大分子蛋白促进红细胞聚集，故在炎症 2～3 天即可出现血沉加快。动态观察血沉变化，可进行疾病观察和预后判断。

（2）组织损伤：严重创伤和大手术后，血沉加快。心肌梗死后 3～4 天血沉加快，可持续 1～3 周；心绞痛时血沉一般正常。

（3）良、恶性肿瘤的鉴别：恶性肿瘤患者血沉通常加快，而单纯良性肿瘤则血沉大致正常。

（4）高球蛋白血症：各种因素所致的免疫球蛋白增高都可使血沉加快。如多发性骨髓瘤、巨球蛋白血症等。但当多发性骨髓瘤、巨球蛋白血症引起高黏滞综合征时血沉又会减慢。

（5）高胆固醇血症：如动脉粥样硬化、糖尿病、黏液性水肿、原发性家族性高胆固醇血症。

四、血液流变学检验的临床应用

血液自身的流变特性是影响血液循环的重要因素之一。各种致病原因导致全身各组织、器官的病变，都可能引起血液流变性的异常改变，引起血液循环和微循环的障碍，导致组织缺血、缺氧，代谢和功能失调等。因此，各种病理状态下血液流变性及细胞流变性的变化规律与疾病的发生、发展有着密切的关系。其主要临床应用有：

1. 有助于进一步阐明血液循环的规律和了解疾病的发生和发展机制。

2. 为某些疾病的早期诊断提供依据，如缺血性心脑血管疾病在临床症状出现之前，某些血液流变指标可能已出现异常；糖尿病、血液病、恶性肿瘤都可导致血液流变指标的改变，如血浆黏度、血液黏度及红细胞聚集性增高。

3. 为疾病的治疗、预防提供新的途径，纠正血液流变特性的异常可成为某些心脑血管疾病或血液病的治疗方法，如采用血液稀释疗法、降低血纤维蛋白原水平疗法、降低红细胞及血小板的聚集性的药物疗法等。

4. 对药物学研究具有重要意义，如评价抗凝药、降脂药、血管扩张剂、麻醉药以及活血化瘀类药物和中医辨证施治对于血液流变特性影响及其疗效等都具有重要意义。

总之，血液流变学检查对基础医学和临床医学具有重要的意义和实用价值，在临床实践中得到越来越广泛的应用。但是，血液流变特性改变只能反映体内存在着某种异常改变，不能确定这种改变的诱因及原发部位，并且这种改变是一种共性改变，血液流变学指标的异常不具有特异性，因此应结合其他检查进一步确定疾病的诱因和部位。

（芦慧霞　曹兴建）

五、病理性尿液的相关知识

1. 尿量

成人：1.0～1.5 L/24 h；小儿：按 kg 体重算比成人多 3～4 倍。

(1) 尿量减少见于：① 生理性饮水少、出汗多等。② 病理性常见于肾炎、尿毒症肾衰竭、休克、脱水、严重烧伤、心功能不全等。

(2) 尿量增多见于：① 生理性出汗少、饮水过多、饮浓茶、酒精类、精神紧张。② 病理性尿崩症、糖尿病、慢性肾炎等。

2. 密度

正常人一天中尿密度为 1.015～1.025，密度最大的波动幅度可达 1.003～1.030。尿密度减低常见于慢性肾盂肾炎、尿崩症、慢性肾小球肾炎、急性肾衰竭的多尿期等。尿密度增高，多见于糖尿病、高热、脱水、急性肾小球肾炎等。

3. 酸碱性

尿pH(酸碱性)在5.5～7.4,一般情况下在6.5左右。尿pH小于正常值,常见于酸中毒、糖尿病、痛风、服酸性药物;尿pH大于正常值,多见于碱中毒、膀胱炎或服用碳酸氢钠等碱性药物等。

4. 血尿

尿内含有一定量的红细胞时称为血尿。由于出血量的不同可呈淡红色云雾状、淡洗肉水样或鲜血样,甚至混有凝血块。每升尿内含血量超过1 ml即可出现淡红色,称为肉眼血尿。一般而言,凡每高倍镜视野均见3个以上红细胞时则可确定为镜下血尿。

5. 血红蛋白尿

正常血浆中的血红蛋白低于50 mg/L,而且与肝珠蛋白形成大分子化合物,不能从肾小球滤过。当发生血管内溶血,血红蛋白超过肝珠蛋白的结合能力时,游离的血红蛋白就从肾小球滤出,形成不同程度的血红蛋白尿。在酸性尿中血红蛋白可氧化成为正铁血红蛋白而呈棕色,如含量甚多则呈棕黑色酱油样外观。血红蛋白尿与血尿不同,离心沉淀后前者上清液仍为红色;血尿时离心后上清透明,镜检时不见红细胞或偶见溶解红细胞之碎屑,隐血试验强阳性。

6. 胆红素尿

胆红素尿是尿中含有大量的结合胆红素所致,外观呈深黄色,振荡后泡沫亦呈黄色。若在空气中久置可因胆红素被氧化为胆绿素而使尿液外观呈棕绿色。胆红素尿见于阻塞性黄疸和肝细胞性黄疸。服用呋喃唑酮、核黄素等后尿液亦可呈黄色,但胆红素定性阴性。

7. 乳糜尿

因淋巴循环受阻,从肠道吸收的乳糜液未能经淋巴管引流入血而逆流进入肾,致使肾盂、输尿管处的淋巴管破裂,淋巴液进入尿液中所致。外观呈不同程度的乳白色,严重者颇似乳汁,有时可含有多少不等的血液。乳糜尿多见于丝虫病,少数可由结核、肿瘤、腹部创伤或手术引起。

8. 脓尿

尿液中含有大量白细胞而使外观呈不同程度的黄白色混浊或含脓丝状悬浮物。见于泌尿系统感染及前列腺炎、精囊炎。脓尿蛋白定性常为阳性,镜检可见大量脓细胞。

9. 蛋白尿

一般正常尿液中仅含微量蛋白质,尿液中蛋白质含量超过150 mg/24 h称为蛋白尿。蛋白尿可分为病理性蛋白尿和生理性蛋白尿:病理性蛋白尿又可分为肾前性、肾性及肾后性蛋白尿。本周蛋白尿、血红蛋白尿、肌红蛋白尿、溶菌酶尿等属肾前性蛋白尿。肾性蛋白尿见于肾小球或肾小管疾病,可因炎症、血管病（高血压病）、中毒（药物、重金属等）等原因引起。肾后性则见于肾盂、输尿管、膀胱、尿道的炎症、肿瘤、结石。动态观察尿蛋白结果对上述疾病的诊断、病情观察、判断疗效和及时了解是否出现药物不良反应等均有一定意义。

10. 糖尿

（1）饮食性糖尿：可因短时间摄入大量糖类（>200 g）而引起。因此，为确诊有无糖尿，必须检查清晨空腹的尿液以排除饮食的影响。

（2）一过性糖尿：也称应激性糖尿。于颅脑外伤、脑血管意外、情绪激动等情况下，延脑血糖中枢受到刺激，导致肾上腺素、胰高血糖素大量释放，因而可出现暂时性高血糖和糖尿。

（3）持续性糖尿：清晨空腹尿中尿糖呈持续阳性，最常见于因胰岛素绝对或相对不足所致糖尿病，此时其空腹血糖水平常已超过肾阈，24 小时尿中排糖近于 100 g 或更多，其每日尿糖总量与病情轻重相平行，因而尿糖测定也是判断糖尿病治疗效果的重要指标之一。

（4）其他血糖增高性糖尿：可见于甲状腺功能亢进、肢端肥大症、嗜铬细胞瘤、库欣（Cushing）综合征。

（5）血糖正常性糖尿：肾性糖尿属血糖正常性糖尿，因近曲小管对葡萄糖的重吸收功能低下所致。其中先天性者称为家族性肾性糖尿，见于范可尼综合征，病人出现糖尿而空腹血糖、糖耐量试验均正常；新生儿糖尿多因肾小管功能还不完善所致；后天获得性肾性糖尿可见于慢性肾炎和肾病综合征时；妊娠后期及哺乳期妇女，出现糖尿可能与肾小球滤过率增加有关。以上均需与真性糖尿鉴别，其要点是肾性糖尿时空腹血糖及糖耐量试验结果均为正常。

11. 尿沉渣

（1）管型：一般尿中无或偶见透明管型。少量透明管型可见于剧烈运动后。颗粒管型增多，可见于急、慢性肾小球肾炎；透明管型增多常见于肾实质损害；红细胞管型增多，多见于肾脏出血、急性肾小球肾炎；脂肪管增多，则多见于慢性肾炎、肾病综合征。

（2）白细胞：白细胞增多，常见于细菌性炎症，如急性肾盂肾炎等；非细菌性炎症，如急性肾小球肾炎有时也可出现白细胞增多。

（3）红细胞：红细胞增加即为血尿，血尿常见于急性肾小球肾炎、急性肾盂肾炎、泌尿系结石、肾结核、血友病等。

（4）小圆上皮细胞：小圆上皮细胞增加，常见于肾小管损害。

六、尿液常规分析的临床价值

1. 泌尿系统疾病的诊断与疗效观察

泌尿系统的炎症、结石、肿瘤、血管病变及肾移植术后发生排异反应时，各种病变产物直接进入尿中，引起尿液成分变化，因此尿液分析是泌尿系统疾病诊断与疗效观察的首选项目。

2. 其他系统疾病的诊断

尿液来自血液，其成分又与机体代谢有密切关系，故任何系统疾病的病变影响血液成分改变时，均能引起尿液成分的变化。因此可通过尿液分析协助临床诊断，如糖尿病时进行尿糖检查、急性胰腺炎时的尿淀粉酶检查、急性黄疸型病毒性肝炎时做尿液胆色素检查等，均有助于上述疾病的诊断。

3. 安全用药的监护

某些药物如庆大霉素、卡那霉素、多黏菌素 B 与磺胺类药等常可引起肾损害，故用药前及用药过程中需观察尿液的变化，以确保用药安全。

4. 职业病的辅助诊断

铅、镉、铋、汞等均可引起肾损害，尿中此类重金属排出量增多，并出现有关的异常成分，故尿液检查对劳动保护与职业病的诊断及预防有一定价值。

5. 对人体健康状态的评估

用于预防普查，如对人群进行尿液分析，筛查有无肾、肝、胆疾病和糖尿病等，以达到早期诊断及预防疾病的目的。

七、粪便常规检验的临床意义

1. 白细胞

正常粪便中不见或偶见，多在带黏液的标本中见到，主要是中性粒细胞。肠炎时一般少于 15 个/HP(高倍镜视野)，分散存在。具体数量多少与炎症轻重及部位有关。小肠炎症时白细胞数量不多，均匀混于粪便内，且因细胞部分被消化而不易辨认。结肠炎症如细菌性痢疾时，可见大量白细胞或成堆出现的脓细胞，亦可见到吞有异物的小吞噬细胞。在肠易激综合征、肠道寄生虫病(尤其是钩虫病及阿米巴痢疾)时，粪便涂片染色还可见较多的嗜酸性粒细胞，可伴有夏科－雷登结晶。

2. 红细胞

正常粪便中无红细胞。肠道下段炎症或出血时可出现，如痢疾、溃疡性结肠炎、结肠癌、直肠息肉、急性血吸虫病等。细菌性痢疾时红细胞少于白细胞，多分散存在且形态正常；阿米巴痢疾者红细胞多于白细胞，多成堆存在并有残碎现象。

3. 巨噬细胞(大吞噬细胞)

为一种吞噬较大异物的单核细胞，在细菌性痢疾和直肠炎症时均可见到。其胞体较中性粒细胞为大，可为其 3 倍或更大，呈圆形、卵圆形或不规则形，胞核 1～2 个，大小不等，常偏于一侧。无伪足伸出者，内外质界限不清。常含有吞噬的颗粒及细胞碎屑，有时可见含有红细胞、白细胞、细菌等。此类细胞多有不同程度的退化变性现象。若其胞质有缓慢伸缩时，应特别注意与溶组织内阿米巴滋养体区别。

4. 肠黏膜上皮细胞

整个小肠、大肠粘膜的上皮细胞均为柱状上皮，只有直肠齿状线处由复层立方上皮及未角化的复层鳞状上皮所被覆。生理情况下，少量脱落的柱状上皮多已破坏，故正常粪便中见不到。结肠炎症时上皮细胞增多，呈卵圆形或短柱状，两端钝圆，细胞较厚，结构模糊，夹杂于白细胞之间。伪膜性肠炎的肠黏膜小块中可见到成片存在的上皮细胞，其粘冻状分泌物中亦可大量存在。

5. 肿瘤细胞

取乙状结肠癌、直肠癌病人的血性粪便及时涂片染色，可能见到成堆的具有异形性的癌细胞。

6. 寄生虫卵

常见有蛔虫卵、钩虫卵、鞭虫卵、蛲虫卵、华支睾吸虫卵、血吸虫卵、姜片虫卵等。

7. 肠寄生原虫

肠寄生原虫包括阿米巴原虫、隐孢子虫、鞭毛虫、纤毛虫和人芽囊原虫。

八、粪便隐血试验检验的临床意义

粪便隐血检查对消化道出血的诊断有重要价值。消化性溃疡、药物致胃粘膜损伤（如服用阿司匹林、吲哚美辛、糖皮质激素等）、肠结核、克罗恩(Crohn)病、溃疡性结肠炎、结肠息肉、钩虫病及胃癌、结肠癌等消化道肿瘤时，粪便隐血试验均常为阳性。故须结合临床其他资料进行鉴别诊断。在消化性溃疡时，阳性率为40%～70%，呈间断性阳性。消化性溃疡治疗后当粪便外观正常时，隐血试验阳性仍可持续5～7天，此后如出血完全停止，隐血试验即可转阴。消化道癌症时，阳性率可达95%，呈持续阳性，故粪便隐血试验常作为消化道恶性肿瘤诊断的一个筛选指标。尤其对中老年人早期发现消化道恶性肿瘤有重要价值。此外在流行性出血热患者的粪便中隐血试验也有84%的阳性率，可作为该病的重要佐证。

九、各种体液、分泌物检验的临床意义

1. 脑脊液

脑脊液外观红色见于蛛网膜下隙及脑出血，黄色为陈旧性出血。潘氏试验阳性见于神经系统炎症、蛛网膜下隙及脑出血及梗阻。葡萄糖含量降低见于结核性脑膜炎、化脓性脑膜炎、霉菌性脑膜炎等。氯化物降低见于化脓性脑膜炎和结核性脑膜炎等。细胞数在$(10\sim100)\times10^6/L$常见于各型脑膜炎和脑炎；细胞数在$500\times10^6/L$以上，见于各种类型的化脓性脑膜炎，急性细菌脑膜炎以中性粒细胞为主(可达 90%)。

2. 浆膜腔积液

表 2-1 漏出液与渗出液的区别

区别要点	漏出液	渗出液
颜色	淡黄色或黄绿色	黄色脓性或脓血性
透明度	清晰或微混	混浊
凝固性	不自凝	自凝
利凡他试验	阴性	阳性
比重	<1.015	>1.018
有核细胞计数	$<0.1\times10^9$/L	$>0.5\times10^9$/L
细胞分类	以淋巴细胞为主	以中性粒细胞增多
葡萄糖	与血糖相似	低于血糖
细菌检验	无细菌	可检到致病细菌
LDH	<200 U/L	>200 U/L
总蛋白定量	<30 g/L	>40 g/L

渗出液常见于化脓性细菌感染,积液混浊见于结核性胸、腹膜炎、阑尾炎穿孔、肠梗阻等引起的腹腔膜炎等。漏出液系因循环障碍等因素造成的非炎性积液(见表 2-1)。

3. 精液常规检查

(1) 精液量的检查:正常 2~5 ml。若数日未射精、且精液量少于 1.5 ml 者为不正常,说明精囊或前列腺有病变;若精液量减至数滴,甚至排不出,称为无精液症,见于生殖系统的特异性感染,如结核、淋病和非特异性炎症等。若精液量过多(一次超过 8 ml),则精子被稀释而相应减少,有碍生育。

(2) 颜色检查:正常灰白或乳白色,久未射精者可呈浅黄色。黄色或棕色脓样精液见于精囊炎或前列腺炎等。鲜红或暗红色血性精液见于生殖系统的炎症、结核和肿瘤等。

(3) 黏稠度和液化检查:正常精液黏稠胶冻状,30 分钟内自行液化。液化时间过长或不液化,可抑制精子活动而影响生育,常见于前列腺炎症等

(4) 精子活动率检测:计数 100 个精子中活动精子的比率。正常人射精 30~60 分钟内精子的活动率应>70%。

(5) 精子活动力检测:射精后 30~60 分钟活动力为Ⅲ级以上的精子>0.80;射精后 120 分钟内活动力为Ⅲ级以上的精子>0.60;射精 120 分钟后

0.25～0.60的精子仍能活动。活动不良或不活动的精子增多，是导致不育的重要原因之一。常见于精索静脉曲张、泌尿生殖系的非特异性感染如大肠杆菌感染，某些代谢药、抗疟药、雌激素、氧氮芥等，也可使精子活动力下降。

(6) 精子计数：正常$(100\sim150)\times10^9/L$或一次排精总数为$(4\sim6)\times10^8$。精子计数小于$20\times10^9/L$或一次排精总数少于1×10^8为不正常，见于精索静脉曲张、铅金属等有害工业污染、大剂量放射线及某些药物影响。精液多次未查到精子为无精症，主要见于睾丸生精功能低下，先天性输精管、精囊缺陷或输精管阻塞。输精管结扎术2个月后精液中应无精子，否则说明手术失败。老年人从50岁开始精子数减少以至逐步消失。

(7) 精子形态检查：正常人畸形精子：＜10%～15%；凝集精子＜10%；未成熟精细胞＜1%。精索静脉曲张病人的畸形精子增多，提示精子在不成熟时已进入精液，或静脉回流不畅造成阴囊内温度过高和睾丸组织缺氧，或血液带有毒性代谢产物从肾或肾上腺静脉逆流至睾丸，上述原因均有损于精子形态。精液中凝集精子增多，提示生殖道感染或免疫功能异常。睾丸曲细精管生精功能受到药物或其他因素影响或伤害时，精液中可出现较多病理性未成熟精细胞。

(8) 精液细胞检查：白细胞(WBC)＜5个/HP；红细胞(RBC)0～偶见/HP。精液中白细胞增多，常见于精囊炎、前列腺炎及结核等。红细胞增多，常见于精囊结核、前列腺癌等。精液中若查到癌细胞，对生殖系癌有诊断意义。

(9) 精液酸碱度(pH)检查：正常7.2～8.0。精液pH＜7.0，多见于少精或无精症，常反映输精管道阻塞、先天性精囊缺如或附睾病变等。pH＞8.0，常见于急性感染，如精囊炎、前列腺炎等。

4. 前列腺液　正常前列腺液中有大量分布均匀的卵磷脂小体。前列腺炎症时常减少，并有凝聚成堆倾向。炎症严重时，卵磷脂小体甚至消失。前列腺液细胞：炎症时白细胞大量增多；精囊炎、前列腺化脓性炎症及前列腺癌等病变时大量出现红细胞；颗粒细胞炎症时明显增多；前列腺液淀粉颗粒一般老年人出现较多；正常前列腺液中无结石，前列腺结石患者可见胆固醇结石、碳酸钙结石等；前列腺液癌细胞见于前列腺癌。

5. 白带

(1) 正常阴道分泌物为白色稀糊状，一般无气味，白带异常可表现为色、质、量的改变，大量无色透明黏液白带常见于应用雌激素药物后及卵巢颗粒细胞瘤时；脓性白带为黄色或铜绿色有臭味，多为滴虫或化脓性细菌性感染引起的；泡沫状脓性白带，常见于滴虫性阴道炎；其他脓性白带见于慢性宫颈炎、老年性阴道炎、子宫内膜炎、宫腔积脓、阴道异物等；豆腐渣样白带，呈豆腐渣样或凝乳状小碎块，为念珠菌阴道炎所特有，常伴有外阴瘙痒；血性白带：内混有血液，血量多少不定，有特殊臭味。对这类白带应警惕恶性肿瘤的可能，如宫颈癌、宫体癌等，有时某些宫颈息肉、子宫黏膜下肌瘤、老年性阴道炎、重度慢性宫颈炎和宫内节育器引起的副反应也可在白带中见到血液；黄色水样白带：由于病变组织的变性、坏死所致。常发生于子宫黏膜下肌瘤，宫颈癌、子宫体癌、输卵管癌等。

（2）清洁度检查：将阴道分泌物加生理盐水作涂片，用高倍镜检查，主要依靠白细胞、上皮细胞、阴道杆菌与杂菌的多少划分清洁度，Ⅰ～Ⅱ度正常，Ⅲ～Ⅳ度异常。

（3）细菌性阴道病：是由于正常阴道菌群被大量厌氧菌、阴道加特纳菌和人型支原体所取代而引起的一种临床综合征，多由性接触感染，现归入性传播疾病范畴。频繁混乱的性生活成为细菌性阴道病的主要传播途径。而生殖道感染的存在及阴部卫生条件差，则为该病的促发因素。主要靠临床症状，但也可以进行以下实验室检查：

① 利用显微镜在阴道分泌物涂片中寻找线索细胞，它是阴道脱落的上皮细胞，在镜下边缘变得模糊，有特殊的斑点或颗粒，看上去好像撒上一层面粉一样。在病人阴道分泌物中，10%～50%可以有这种细胞，但却没有多形核白细胞，此点在鉴别上很重要。

② 正常人阴道分泌物的酸碱度为 4.0～4.7，而本病患者可增高到 5.0～5.5。

③ 在阴道分泌物中加 1 滴 10%氢氧化钾液后即可以闻到鱼腥样气味。这是因为分泌物在碱性环境下可以有挥发性氨溢出的缘故。

④ 由于对细菌培养结果的评价有分歧，所以不提倡将其作为常规方法来使用。

（曹兴建　芦慧霞）

第三节　一般检验基本技术

一、静脉、皮肤采血法

临床血液检验根据检验方法、目的、标本量，可采用皮肤采血法（末梢采血法）、静脉采血法和动脉采血法。动脉采血法由于其风险性较高，在临床上较少使用。

（一）静脉采血法

凡位于体表的浅静脉均可作为静脉采血部位，通常采用肘部静脉，也可采用手背部、手腕部和外踝部静脉。幼儿可采用颈外静脉采血，必要时还可以从股静脉、大隐静脉及锁骨下静脉采血。目前真空定量采血法已在临床普遍应用。

1. 采血步骤

(1) 采血前按检验项目要求,准备好相应的采血器材。

(2) 患者取卧位或坐位,手臂伸直平放在床边或台面垫枕上,暴露穿刺部位。

(3) 找好采血静脉后,先用碘酊棉签从内向外顺时针方向消毒穿刺处皮肤,稍等片刻再用75%(V/V)的乙醇棉签以同样方式消毒并擦去碘迹。在采血部位的上方扎压脉带,嘱患者紧握拳头,使静脉显露。

(4) 操作者以左手拇指固定静脉穿刺部位的下端,右手持注射器或真空穿刺用具,使针头斜面和针筒刻度向上(如属真空定量采血试管可不顾及此),先从约与皮肤成30°角的位置迅速刺破皮肤,然后适当降低角度穿破静脉壁进入静脉腔中,见回血后,将针头顺势深入少许,以免采血时针头滑出,但不可用力深刺,以免穿破静脉造成血肿。

(5) 用右手食指将针头固定,左手缓缓抽动注射器内芯,至所需血量后(真空定量采血试管收集到量后),解开压脉带,嘱患者松拳,用无菌干棉球(签)压住伤口,拔出针头。

(6) 取下针头,将血液沿管壁缓缓注入容器中,防止产生泡沫。如果需要全血或血浆,则将血液注入事先准备好的抗凝管中,轻轻混匀,防止凝固。

2. 真空采血

目前已在临床广泛使用,是今后静脉采血法的发展方向。其原理是封闭的试管内有定量的负压,使血液定量进入试管内,根据血量或检查项目只需更换负压试管可连续采血。

真空采血的优点:

(1) 血样无容器之间的转移,减少了溶血现象而有效保护血液有形成分。

(2) 采血量准确,采血量无限制。

(3) 封闭式血标本转运方便,能避免对医护人员的感染和患者血标本间的交叉污染。

(二) 皮肤采血法

皮肤采血法主要用于需血量微小的检查项目。所获得的末梢血不单纯是毛细血管血,实际是微动脉、微静脉和毛细血管的混合血,并依采血时挤压的力度不同含有少量细胞间质和细胞内液。

皮肤采血多选择手指指端或耳垂作为采血部位。世界卫生组织(WHO)推荐采取左手无名指或中指指端内侧。婴幼儿可采用脚大蹞趾或足跟部位采血。严重烧伤患者,应选择皮肤完整处采血。

1. 皮肤采血步骤

首先用手指轻轻按摩采血部位，使中指或无名指尖自然充血，再用体积比为75%(*V/V*)乙醇棉球消毒局部皮肤，待乙醇挥发后，用左手拇指和食指适度捏紧刺血部位，右手持消毒采血针，自指尖内侧迅速刺入2～3 mm，以稍加挤压血液能流出为宜。切忌用力挤压，以免混入大量组织液，使血液稀释。

采血针要用特制三棱针或一次性专用“采血针”，必须严格实行一人一针一管(毛细吸管)。

2. 激光无痛采指血仪

目前激光无痛采指血仪已在临床使用，其原理是激光发生器发出一束单脉冲激光束，被照射的手指皮肤在很短的时间内高温使皮肤组织熔解、挥发，形成一小孔。激光无痛采指血仪无痛。还可避免组织液渗入，保证了检验结果的准确性。

二、血涂片制备

(一) 载玻片的准备

新载玻片常带有游离碱质，需用浓度为1 mol/L的HCl浸泡24小时，再用清水彻底冲洗，干燥后备用。旧载玻片要在含洗涤剂的水中煮沸20分钟，洗掉血膜，再用水反复冲洗，最后用95%(*V/V*)乙醇浸泡1小时，干燥备用。要保持玻片清洁、干燥、中性、无油腻。

(二) 血涂片制作方法

取血液标本一滴置载玻片的一端，以边缘平滑的推片一端，从血滴前沿接触血液，使血液沿推片散开，推片与载玻片保持30°～45°夹角，平稳地向前推动，血液即在载玻片上形成薄层血膜。

涂片的厚薄与血滴大小、推片与载玻片之间的角度、推片时的速度及血细胞比容有关。血滴大、角度大、速度快则血膜厚；反之则血膜薄。一张良好的血涂片，要求厚薄适宜，头体尾明显，细胞分布均匀，血膜边缘整齐并留有空隙。

三、瑞氏染色法

瑞氏染色法是临床常用的血细胞染色法，特点是将固定和染色合并在一起进行，手续简便，染色时间短，对白细胞特异性颗粒着色较好，但对核的着色略差。

(一) 瑞氏染料

由酸性染料伊红和碱性染料亚甲蓝组成的复合染料。伊红为钠盐，有色部分为阴离子。亚甲蓝为氯盐，有色部分为阳离子。亚甲蓝和伊红的水溶液混合后，产生一种不溶于水的伊红化亚甲蓝(ME)中性沉淀，即瑞氏染料，溶解于甲醇中，即成为瑞氏染液。甲醇的作用一方面使ME溶解，并解离为M^+

和 E^-,两种有色离子可以选择性地与细胞内不同成分结合。另一方面因其具有强大的脱水作用,可固定细胞,蛋白质被沉淀为颗粒状或者网状结构,表面积增加,提高对染料的吸附作用,增强染色效果。

(二) 细胞的着色原理

细胞的着色既有化学的亲合作用,又有物理的吸附作用。

1. 细胞中的碱性物质与酸性染料伊红结合染成红色,该物质又称为嗜酸性物质。如红细胞中的血红蛋白及嗜酸性粒细胞中的嗜酸性颗粒等与伊红结合。

2. 细胞中的酸性物质可与碱性染料亚甲蓝结合而染成蓝紫色,该物质又称嗜碱性物质。如淋巴细胞胞质及嗜碱性粒细胞的颗粒为酸性物质,与碱性染料亚甲蓝结合。

3. 中性颗粒呈等电状态与伊红亚甲蓝均可结合,染淡紫红色为中性物质。另外细胞核蛋白主要由脱氧核糖核酸和强碱性的组蛋白等组成,与酸性伊红结合染成红色,但因核蛋白中还含有少量的弱酸性物质,与碱性亚甲蓝作用染成蓝色,因含量太少,蓝色反应极弱,故也被染成紫红色。

(三) pH 对细胞染色的影响

细胞着色对氢离子浓度十分敏感。细胞各种成分均由蛋白质构成,由于蛋白质是两性电解质,所带电荷的正负数量随溶液 pH 值而定。如果环境的 pH 小于其等电点(PI),则该蛋白质带正电荷,易与酸性伊红结合,染色偏红;相反,当环境的 pH 大于 PI 即在碱性环境中负电荷增多,则易与亚甲蓝结合染色偏蓝。因此,要使用清洁中性的载玻片、优质的甲醇做溶剂和用缓冲液(pH 6.4～6.8)来调节染色时的 pH,达到满意的染色效果。

(四) 操作方法

1. 用蜡笔在血膜两头划线,然后将血片平放在染色架上。
2. 加瑞氏染液数滴,覆盖整个血膜,固定细胞约 1 分钟。
3. 滴加等量或稍多的缓冲液,与染液充分混匀,染色 5～10 分钟。
4. 用清水冲去染液待干后镜检。

四、血细胞计数

(一) 显微镜计数法

将待测标本经适当稀释后,充入改良牛鲍氏计数板,在显微镜下计数一定区域的细胞,再换算成每升体积内的细胞数。

1. 红细胞计数

取红细胞稀释液 2 ml,加入末梢血或静脉抗凝血 10 μl,立即混匀。将红细胞混悬液充入改良牛鲍氏计数板,室温下放置 3～5 分钟,在高倍镜下依次计数中央大方格内四角和正中共 5 个中方格内的红细胞数。

红细胞数(/L)=$(N/5)\times25\times10\times200\times10^6=(N/100)\times10^{12}$($N$ 为 5 个中方格内的红细胞数)。

2. 白细胞计数

取白细胞稀释液 0.38 ml,加入末梢血或静脉抗凝血 20 μl,立即混匀,待白细胞混悬液完全变为棕褐色。将白细胞混悬液充入改良牛鲍氏计数板,室温下放置 2～3 分钟,在低倍镜下依次计数四角 4 个大方格内的白细胞数。

白细胞数(/L)=$(N/4)\times10\times20\times10^6=(N/20)\times10^9$($N$ 为 4 个大方格内的白细胞数)。

3. 血小板计数

取血小板稀释液 0.38 ml,加入末梢血或静脉抗凝血 20 μl,立即混匀,待血小板混悬液完全溶血。将血小板混悬液充入改良牛鲍氏计数板,湿盒内放置 10～15 分钟,在高倍镜下依次计数中央大方格内四角和正中共 5 个中方格内的血小板数。

血小板数(/L)=$(N/5)\times25\times10\times20\times10^6=N\times10^9$($N$ 为 5 个中方格内的血小板数)。

4. 网织红细胞计数　活体(煌焦油蓝)染色在油镜下计数 1 000 个细胞中网织红细胞数,以百分比表示。

(二) 血细胞分析仪计数法

1. 电阻抗检测原理(Coulter 原理)

血细胞是不良导体,当悬浮在电解质溶液中的血细胞通过计数孔时,小孔感应区内电阻增加,引起电压变化产生了脉冲信号。脉冲的大小与细胞体积有关,细胞体积大,脉冲也大。脉冲数量代表细胞数量。不同细胞体积不同,因此根据脉冲的大小和数量进行血细胞计数。

2. 光学法

光学法用于红细胞和血小板的计数。

3. 网织红细胞计数

(1) 流式原理:用荧光染料染色,用流式细胞计数并算出网织红细胞的百分比。

(2) Conlter 的 VCS 技术。

五、白细胞分类计数

(一) 显微镜分类计数法

将经瑞氏染色的血涂片置油镜下,选择体尾交界细胞分布均匀的区域,按自上而下,自左而右的原则,根据白细胞的形态特征分别计数 100～200 个白细胞,报告各种白细胞的比值。异常白细胞包括在白细胞分类比值中。

(二) 血细胞分析仪

1. 三分群仪器

电阻抗检测原理(Coulter 原理):白细胞经溶血素作用后,细胞膜通透性改变,胞质经胞膜渗出,胞膜紧裹在细胞核和颗粒周围。血细胞体积大小,取决于脱水后细胞内有形物质的多少。以电阻抗法进行白细胞分类的三分群血细胞分析仪,根据白细胞体积大小将白细胞分为三群:第一群为小细胞区,主要为淋巴细胞,淋巴细胞为单个核细胞,颗粒又少,细胞小。第二群为中间细胞区或单个核细胞区,包括幼稚细胞、单核细胞、嗜酸性细胞、嗜碱性细胞。第三群为大细胞区,主要为中性粒细胞,粒细胞(中性粒细胞)核分叶多、颗粒多、胞体大。

2. 五分群仪器

(1) 容量、电导、VCS 法:VCS 法检测原理,① V:电阻抗原理测量细胞体积(volume,V)技术。② C:电导性技术(conductivity,C),根据细胞壁能产生高频电流的性能,采用高频电磁探针,测量细胞内部结构,即以细胞核和细胞质的比例、细胞内颗粒的大小和密度,来辨别体积相同、但性质不同的两个细胞群体。③ S:光散射(light scatter,S)技术,激光源的单色光直接扫描进入计数区的每一个细胞,根据细胞产生的不同角度的散射光(10°～70°),可提供细胞形态、核结构等光散射信息,并能鉴别细胞颗粒的构型和质量(粗颗粒的光散射要比细颗粒更强);光散射可区别粒细胞(中性粒细胞、嗜碱性粒细胞、嗜酸性粒细胞)的类型。

(2) 五分群仪器还有采用电阻抗与射频法、多角度偏振光散射法、光散射与细胞化学染色法等进行白细胞分类。

六、疟原虫检查

取外周血制备厚、薄血涂片,经瑞氏或吉姆萨染色后(厚血涂片需先用蒸馏水溶血),在油镜下选择细胞分布均匀的区域,按自上而下、自左而右的原则,检查疟原虫。疟原虫的红细胞内期包括滋养体和裂殖体两个阶段。在滋养体阶段血涂片可查见环状体和大滋养体。在裂殖体阶段可查见未成熟裂殖体和成熟裂殖体。

1. 薄血涂片

清晰的疟原虫与红细胞边缘在同一水平上。疟原虫核为紫红色或红色,胞质呈蓝色。晚期的滋养体和裂殖体内含有棕褐色疟色素颗粒。

2. 厚血涂片

红细胞轮廓已消失或不清楚,疟原虫皱缩变形,虫体比薄血涂片略小,有时胞质着色深,核模糊不清(疟原虫形态见图 2-1 和图 2-2)。

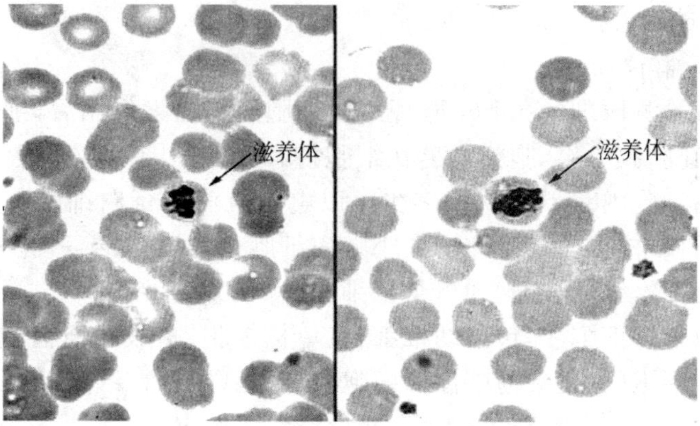

图 2-1　外周血中三日疟原虫滋养体(瑞氏染色)

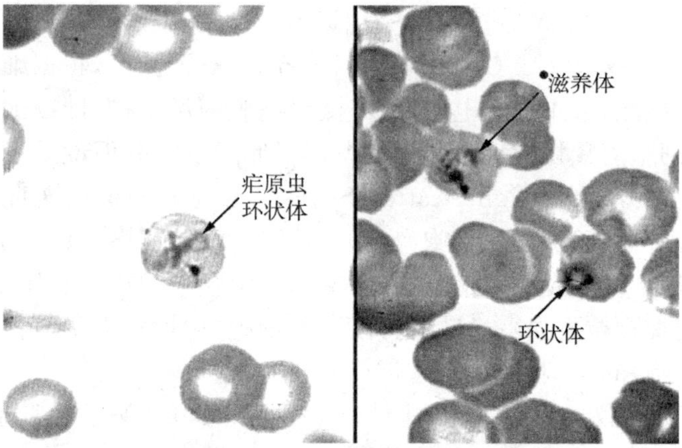

图 2-2　外周血间日疟原虫滋养体、环状体(吉姆萨染色)

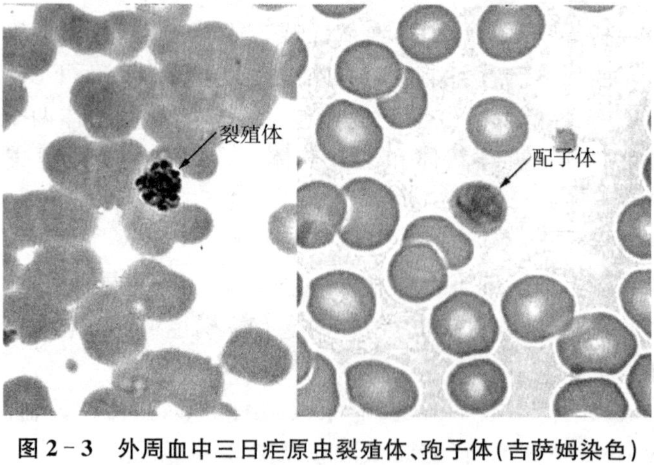

图 2-3　外周血中三日疟原虫裂殖体、孢子体(吉萨姆染色)

七、血液黏度计测定原理

目前常用的黏度计有两种，毛细管黏度计和旋转式黏度计。旋转式黏度计又分同轴圆筒式、同轴锥板式、锥板式和菱球式等多种形式，但目前应用最广泛的是同轴锥板式。

1. 毛细管黏度计

毛细管黏度计测定黏度的原理是依据 Poiseuille 定律设计的。毛细管黏度计适用牛顿流体如血浆、血清等低黏度的标本测定。

2. 旋转式黏度计（同轴锥板式黏度计）

旋转式黏度计的原理较复杂，能测定各种切变率下的血液黏度，适用非牛顿流体（全血），是目前血液流变学研究较理想的仪器。

（芦慧霞　曹兴建）

八、尿液干化学分析仪原理

尿液干化学分析仪是测定尿中某些化学成分的自动化仪器，它是医学实验室尿液自动化检查的重要工具。此类仪器一般用微电脑控制，采用球面积分仪接受双波长反射光的方式测定试带上的颜色变化进行半定量测定。试剂带上有数个含各种试剂的试剂垫，各自与尿中相应成分进行独立反应，而显示不同颜色，颜色的深浅与尿液中某种成分成正比例关系。试剂带中还有另一个“补偿垫”，作为尿液本底颜色，以对有色尿及仪器变化等所产生的误差进行补偿，其原理及影响因素见表 2－2。

表 2－2　尿液多联试带常见特性、检测参数及常见干扰因素

检测项目	灵敏度	膜块主要成分	基本反应原理	参考值	常见干扰因素	
					假阳性	假阴性
酸碱度（pH）	尿 pH 在 4.5～9.0	甲基红溴麝香草酚蓝	酸碱指示剂法	5～7	pH↑，久置后细菌繁殖或 CO_2 丢失	pH↓，试带浸尿时间过长
比密（SG）	1.010～1.030（如＞1.030 尿标本应稀释 1 倍后再测定）	多聚电解质甲乙烯酸马来酐、溴麝香草酚蓝、缓冲物质	尿中离子浓度越高，多聚电解质解离的 H^+ 越多，使膜块 pH 发生改变	1.015～1.025	尿蛋白、尿糖增高致 SG↑	尿素＞10 g/L，尿 pH＜6.5 致 SG+

续表 2-2

检测项目	灵敏度	膜块主要成分	基本反应原理	参考值	常见干扰因素	
					假阳性	假阴性
蛋白(PRO)	对白蛋白敏感(70～100 mg/L),对球蛋白、粘蛋白、本周蛋白敏感性差	四溴酚蓝、枸橼酸缓冲系统、表面活性剂	pH 指示剂蛋白质误差法	阴性	奎宁、嘧啶、聚乙烯、吡咯酮、氯已定、磷酸盐、季胺类消毒剂、尿 pH＞8	大量青霉素、尿 pH＜4
葡萄糖(GLU)	250 mg/L	葡萄糖氧化酶、过氧化物酶、色原	葡萄糖氧化酶法	阴性	H_2O_2 污染、强氧化性清洁剂	L-多巴、大量水杨酸盐、维生素 C 超过 500 mg/L、氟化钠、高尿比密、尿酮体＞0.4 g/L
酮体(KET)	对乙酰乙酸 50～100 mg/L、对丙酮 400～700 mg/L、对β-羟丁酸不起反应	正硝基铁氰化钠、甘氨酸、碱缓冲剂	硝普钠法	阴性	酞、苯丙酮、羟哇啉、L-多巴代谢物、卡托普利、甲基多巴	试带潮解、陈旧尿
胆红素(BIL)	10 mg/L	2,4-二氯苯胺重氮盐	偶氮法	阴性	酚噻嗪类或吩嗪类药物	维生素 C＞500 mg/L、亚硝酸盐、大量氯丙嗪、盐酸苯偶氮吡啶、光照
尿胆原(UBG)	10 mg/L	① 对二甲氨基苯甲醛 ② 4-甲氧苯-重氮四氟硼酸盐	① 醛反应法,② 偶氮法	阴性	胆色素原、吲哚、吩噻嗪类、维生素 K、磺胺药	亚硝酸盐、光照、重氮药物、对氨基水杨酸
亚硝酸盐(NIT)	0.5～0.6 mg/L	1,2,3,4-四氢并喹啉-3酚,对氨基苯砷酸	偶氮法	阴性	陈旧尿、亚硝酸盐或偶氮剂污染、含硝酸盐丰富的食物	尿胆原、尿 pH＜6、维生素 C、尿量过多、食物含硝酸盐过低、尿于膀胱中贮留＜4 小时,非含硝酸盐还原酶细菌感染

续表 2-2

检测项目	灵敏度	膜块主要成分	基本反应原理	参考值	常见干扰因素	
					假阳性	假阴性
白细胞(LEU/WBC)	25/μl	吲哚酚酯	中性粒细胞酯酶法	阴性(<25 μl)	甲醛、毛滴虫属、氧化剂、高浓度胆红素、呋喃妥因	维生素C、蛋白质、葡萄糖、大量庆大霉素或先锋霉素Ⅳ
红细胞、隐血(RBC/ERY/BLD)、血红蛋白(Hh)	对RBC 10/μl，对Hb 0.3～0.5 mg/L	过氧化氢茴香素或过氧化氢烯枯、色原	过氧化物酶法	阴性(<10 μl)	肌红蛋白、菌尿、氧化剂、不耐热的触酶	蛋白质、糖尿、维生素C>0.1 g/L
维生素C(VitC)	① C-Stix试带：50 mg/L ② Multi-stix试带：250 mg/L	① 磷钼酸盐 ② 甲基绿还原法		正常饮食：20～100 mg/L	龙胆酸、L-多巴	

九、尿液常规检查

1. 颜色和透明度

2. 尿液化学检查　取新鲜尿10 ml于玻璃管中，用尿液干化学分析仪进行检测。

3. 尿液有形成分检查　1 500 rpm，离心5分钟，弃上清液，留沉渣0.2 ml，轻摇混均，取0.02 ml涂片镜检。

镜检结果判断：

尿沉渣镜检观察，用10×10镜头观察其中有形成分的全貌及管型；用10×40镜头观察鉴定细胞成分和计算数量，应观察10个视野所见最低和最高值，记录结果。

管型用高倍镜鉴定，但计数数量按低倍镜观察20个视野，算出一个视野的平均值，记录结果，尿结晶和盐类数量以每一高倍视野+、2+、3+、4+报告。

十、粪便常规、寄生虫卵检查

1. 粪便常规

(1) 颜色：可根据肉眼观察所见报告，如黄色、褐色、土灰色、绿色、红色、柏油样等。正常粪便因粪胆素而呈棕黄色，但可因饮食、药物或病理原因影响而改变粪便颜色。

(2) 性状：可报告为软，硬，糊状，泡沫样，稀汁样，血水样，血样，黏液脓样，有不消化食物等，正常时为有形软便。

(3) 直接涂片镜检

① 洁净玻片上加生理盐水 1～2 滴，选择粪便的不正常部位，或挑取不同部位的粪便直接涂片镜检。

② 最好取大玻片，制成涂片后应覆以盖玻片，涂片的厚度以能透过印刷物字迹为准。

③ 在涂片中如发现疑似包囊，则在该涂片加一滴碘液，在高倍镜下仔细观察，如仍不能决定时，可取全量粪便浓缩法检查。

④ 虫卵的报告方式 未找到者注明“未找到虫卵”，找到一种报告一种，找到几种报告几种，并在该虫卵后注明数量若干，以低倍镜视野计算。

⑤ 应注意植物纤维及其细胞与寄生虫、人体细胞相鉴别，并应注意有无肌纤维、结缔组织、弹性纤维、淀粉颗粒、脂肪小滴球等。若大量出现则提示消化不良或胰腺外分泌功能不全。

⑥ 细胞中应注意红细胞、白细胞、嗜酸性粒细胞(直接涂片干后用瑞氏染色)、上皮细胞、巨噬细胞等。

⑦ 夏科—雷登结晶：为无色或浅黄色两端尖而透明具有折光性的菱形结晶，大小不一，常见于肠道溃疡，尤以阿米巴感染粪便中最易检出，过敏性腹泻及钩虫病患者粪便中亦常可见到。

⑧ 细菌：占粪便净重的 1/3，正常菌群主要是大肠杆菌和球菌，占 80%；而过路菌(产气杆菌、变形杆菌、绿脓杆菌等)不超过 10%；芽孢菌(如梭状菌)和酵母菌为常驻菌，但总量不超过 10%。正常菌群消失或比例失调可因大量应用抗生素所制，除涂片染色寻找细菌外，应采用不同培养基鉴定。

2. 隐血试验(OBT)

(1) 邻甲联苯胺法：血红蛋白中的亚铁血红素有类似过氧化物酶的活性，能催化过氧化氢，放出新生态氧，将受体邻甲联苯胺氧化成邻甲偶氮苯而显蓝色。

① 操作：用竹签挑取少量粪便，涂在消毒棉签上或白瓷板上，滴加 0.15 mg/L 邻甲联苯胺冰乙酸溶液 2～3 滴于粪便上，滴加 3% 过氧化氢 2～3 滴，立即观察结果，在 2 分钟内显蓝色为阳性。

② 结果判断

阴性：加入试剂 2 分钟后仍不显色；

＋：加入试剂 10 秒后，由浅蓝色逐渐呈蓝色；

2＋：加入试剂后初显浅蓝褐色，逐渐呈明显蓝褐色；

3＋：加入试剂后立即呈现蓝褐色；

4＋：加入试剂后立即呈现蓝黑褐色。

(2) 免疫学检测法：大便隐血的免疫一步检验法是一个高灵敏度的夹心式金免疫层析测定法。该法采用抗人血红蛋白的单克隆抗生素体和多克隆抗体，特异地针对粪便样品中的人血红蛋白。因此，本试验不受动物血红蛋白的干扰，试验前不需禁食肉类。

操作　取一片洁净干燥的载玻片，滴加 2～3 滴蒸馏水，取粪便小许，调成均匀混悬液。取便隐血试纸条，按说明书操作，将试纸条的反应端浸湿。在 5 分钟内观察结果。若反应线(T)和质控线(C)同时呈红色色带即为阳性；若只有 C 线呈色为阴性；若 T 线与 C 线均不显色，说明试验无效。

3. 常见寄生虫虫卵形态(图 2－4)

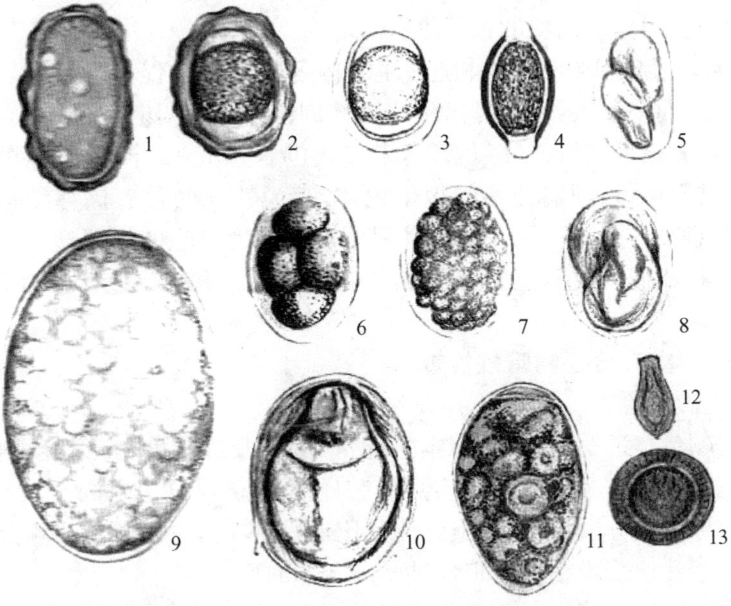

1. 蛔虫卵(未受精)　2. 蛔虫卵(受精)　3. 蛔虫卵(受精、脱蛋白膜)　4. 鞭虫卵　5. 蛲虫卵　6. 钩虫卵(四细胞)　7. 钩虫卵(多细胞)　8. 钩虫卵(含蚴)　9. 姜片虫卵　10. 日本血吸虫卵　11. 肺吸虫卵　13. 带绦虫卵

图 2－4　人体常见寄生虫卵图

(1) 受精蛔虫卵：大小约为(45～75)μm×(35～50)μm，宽椭圆形，因与胆汁接触而呈棕黄色，表面有一层波浪状的蛋白质膜，内含一大而圆的卵细胞，卵细胞与卵壳间有星月形空隙。未受精蛔虫卵大小为(88～94)μm×(39～44)μm，卵壳内含许多大小不等的折光性颗粒。

(2) 鞭虫卵：纺锤形，较蛔虫卵小，黄褐色，卵壳厚，两端各有一透明的盖塞。

(3) 钩虫卵：椭圆形、壳薄，无色透明。从人体排出时，卵内多为2～4个细胞，卵壳与细胞间有明显的空隙，若患者便秘或粪便放置过久，虫卵内胚细胞可分裂为多细胞期。十二指肠钩虫卵与美洲钩虫卵极为相似不易区别。

(4) 溶组织内阿米巴滋养体和包囊

① 滋养体：为虫体活动期，形态多变而不规则，虫体运动时常伸出一伪足，作定向运动。过去称肠腔共栖型滋养体为小滋养体，在一定条件下可侵入肠壁并吞噬红细胞和组织细胞而成为大滋养体。从有症状患者组织中分离出的滋养体可见明显的外质和内质，内质中常含有吞噬的红细胞，有时可见白细胞和细菌；经铁苏木素染色后，可见滋养体有一个圆形的泡状核，纤薄的核膜内缘有一单层、大小均匀、排列整齐的核周染色质粒；核仁位于核中央，其与核膜间呈现网状的核纤维。

② 包囊：肠腔内的滋养体随宿主肠内容物下移过程中，经历囊前期的虫体分泌一厚而坚硬、透明的囊壁包绕虫体周围，成为单核的、圆球形或类圆形的包囊，包囊核可进行二分裂增殖，未成熟包囊为1～3个核。经铁苏木素染色后，可见呈棒状、两端钝圆的拟染色体，其为特殊的营养储存结构，具有虫种鉴别的意义。此外可见在染色过程中被溶解为空泡的糖原泡，核的结构与滋养体的核相似。成熟包囊为4个核，此时糖原泡和拟染色体已消失，称为感染期包囊。

十一、体液、分泌物常规检查

1. 胸腹水检查

(1) 颜色与透明度：记录标本送检量、颜色及透明度，有无凝固物质或沉淀物，可按浆液性、黏液性、黄色透明、脓样混浊、乳糜样、血样等报告。

(2) 标本充分混匀，用比重计测其比重，量少时，可用微量法测定。

(3) 李凡他浆膜粘蛋白定性试验(Rivalta Test)

① 原理：渗出液中可含多量浆膜粘蛋白，在酸性条件下可产生白色雾状沉淀。

② 操作：取100 ml量筒，加蒸馏水100 ml，滴入冰醋酸0.1 ml，充分混匀，静置数分钟，将穿刺液靠近液面逐滴轻轻滴下，在黑色背景下，观察白色雾状沉淀的发生及下降速度等。

③ 结果判断

阴性：清晰不显雾状。

弱阳性(±)：渐呈白雾状。

阳性(+)：加后呈白雾状。

强阳性(2+)：白薄云状。

最强阳性(3+)：白浓云状。

(4) 细胞总数及有核细胞计数

① 计数方法：基本与脑脊液相同，漏出液中有核细胞数量常在 100×10^6/L 以下；渗出液中有核细胞数量较多，常在 500×10^6/L 以上。

② 细胞分类：穿刺液应在抽出后立即离心，用沉淀物涂片后以瑞氏染色法进行分类。

2. 脑脊液检查

(1) 颜色与透明度：可记录为水样透明、白雾状混浊、微黄混浊、绿黄混浊、灰白混浊等。

(2) 潘氏(Pandy)蛋白定性试验

脑脊液中蛋白与苯酚结合，可形成不溶性蛋白盐而下沉，产生白色浑浊或沉淀。

① 操作：取试剂 2～3 ml，置于小试管内，滴入脑脊液 1～2 滴，在黑色背景下观察结果。

② 结果判断

阴性：清晰不显雾状。

极弱阳性(±)：微呈白雾状，在黑色背景下才可见。

弱阳性(+)：灰白云雾状。

阳性(2+)：白色混浊。

强阳性(3+)：白色浓絮状沉淀。

最强阳性(4+)：白色凝块。

(3) 有核细胞计数及分类：非血性标本，试管内加入冰醋酸 1 滴，加脑脊液 4 滴，混匀后冲池计数；血性标本，将混均的脑脊液用 1%冰醋酸溶液稀释计数。并进行有核细胞分类。

(4) 新型隐球菌检查：取脑脊液，以 2 000 rpm 离心 10 分钟，以沉淀物作涂片，加优质经过滤的细墨汁 1 滴，混合，加盖玻片检查；先用低倍镜检查，如发现在黑色背景中有圆形透光小点，中间有一细胞大小的圆形物质，即转用高倍镜仔细观察结构，新型隐球菌直径 5～20 μm，可见明显的厚荚膜，并有出芽的球形孢子。

(5) 报告方式：墨汁涂片找到"隐球菌属"。

3. 精液检查

(1) 记录精液量、颜色、透明度、黏稠度及是否液化等。

(2) 液化程度　离体 37℃ 置 30 分钟，判断其液化程度。

(3) 镜检

① 精子活动率：取新鲜标本混匀后，在温玻片上用高倍镜观察 100 个精子，计数活动精子与不活动精子的比例，计算精子活动的百分率。

$$精子活动率=\frac{活动精子数}{活动精子数+不活动精子数}\times 100\%$$

附注：如室温低于 10℃时，应将标本先放入 37℃温育 5～10 分钟后镜检。

② 精子活力：取上述新鲜湿片标本，观察精子的活动力，可按下列 5 级报告。

0 级：无活动力，加温后仍不活动；

Ⅰ级：不良，精子原地旋转，摆动或抖动，运动迟缓；

Ⅱ级：较好，精子活动方向不明确，不呈直线运动，也不活动；

Ⅲ级：为中速运动；

Ⅳ级：良好，为快速直线运动，很快超越一个视野，运动活泼。

③ 精子计数

试剂：精子稀释液：碳酸氢钠 5 g，40%甲醛溶液 1 ml，蒸馏水 100 ml，待完全溶解后使用。

操作：于小试管内加精子稀释液 0.38 ml，吸液化精液 20 μl，加入稀释液内摇匀。充分摇匀后，滴入血细胞计数池内，静置 1～2 分钟，待精子下沉后，以精子头部作为基准进行计数，如精子数少，可计数 2 个大方格内精子数，数得总数乘以 100 000 即为每毫升精液内精子数，再换算成 $\times 10^9$/L 报告，如精子数多，可计数 5 个中方格内的精子数，加 6 个零即为每毫升精液内精子数，再换算成 $\times 10^9$/L 报告。

附注：① 收集精液前避免性生活 3～7 天。收集精液标本应在一小时内检验，冬季注意保温。② 出现一次异常结果，应隔一周后复查，反复查 2～3 次方能得出比较正确的结果。③ 如低倍镜，高倍镜检查均无精子，应将精液离心后再检查，如两次均无精子，报告“无精子”。

④ 精子形态观察：革兰或瑞氏染色后用油镜观察

4. 白带检查

(1) 清洁度：取阴道分泌物，用生理盐水涂片，高倍镜检查，根据所含白细胞，上皮细胞，杆菌，球菌的多少，分Ⅰ～Ⅳ度，判断结果见表 2-3。

表 2-3　白带检查

清洁度	杆菌	球菌	上皮细胞	脓细胞或白细胞
Ⅰ	多	—	满视野	0～5/HP
Ⅱ	少	少	1/2 视野	5～15/HP
Ⅲ	少	多	少	15～30/HP
Ⅳ	—	大量	—	>30/HP

(2) 滴虫检查：阴道滴虫呈梨形，比白细胞大 2 倍，顶端有鞭毛 4 根，在 25～42℃下可活动，因此在寒冷天气，标本要采取保温措施，滴虫活动的最适 pH 为 5.5～6.0。

(3) 霉菌检查：在湿片高倍镜下见卵圆形孢子，革兰染色油镜下可见革兰阳性孢子或假菌丝于出芽细胞相连，成链状及分支状。找到阴道霉菌是霉菌性阴道炎的诊断依据。

5. 前列腺液检查

(1) 记录液体颜色，是否混有血液，黏稠度(有无脓块)。

(2) 镜检

卵磷脂小体：报告在高倍视野中分布数量；

白细胞、红细胞：报告方式与尿液相同；

如找到精子、上皮细胞等应报告。

6. 尿 HCG 检测

(1) 金标抗体检测法

① 原理：在纤维素膜的特定位置，分别包被单抗鼠 IgG 抗体(对照线)，单抗人 HCG 抗体(测定线)，呈上下排列，另外，试带上还含有均匀分布的胶体金标记人 β-HCG 单抗、胶体金标记的鼠 IgG 抗原。

检测时因层吸作用尿液中的 HCG 与胶体金标记的人 β-HCG 单抗结合，移至测定线，形成金标记 β-HCG 单抗—β-HCG 抗原—单抗人 HCG 抗体的双抗体夹心式复合物，测试线呈现紫红色。同时金标记鼠 IgG 抗原随尿上行至单抗鼠 IgG 抗体时，形成金标记鼠 IgG 抗原与单抗鼠 IgG 抗体复合物，对照线呈紫红色。

② 操作：将试纸有箭头的一端插入尿液标本容器中至少 3 秒钟后取出平放 5 分钟内观察显示结果。试纸插入尿液深度不可超过 MAX 标志线。

③ 结果：判断 5 分钟后肉眼观察结果。

阳性：试带上质控线和检测线均显紫红色。

弱阳性：试带上质控线为紫红色，检测线为浅红色。

阴性：试带上仅有质控线为紫红色。

无效:试带上质控线和检测线均不显色,表明试带失效。

(2) 注意事项

① 尿液要新鲜,并且宜采用晨尿并离心取上清液进行检查。

② 不宜使用有严重蛋白尿、血尿、菌尿的标本,否则应贮存于 2～8℃。

③ 不同试剂盒的方法有差异,以所用试剂盒的操作要求为准。

(曹兴建　芦慧霞)

第三章　血液学检验

第一节　血液学检验基础理论

一、造血器官

能够生成并支持造血细胞分化、发育、成熟的组织器官称为造血器官。人体的造血过程可分为胚胎期造血（包括中胚叶造血期、肝脏造血期和骨髓造血期）以及出生后造血。

1. 胚胎期造血器官

胚胎期造血器官包括中胚叶造血期、肝脏造血期、骨髓造血期。胚胎时三个造血阶段不是截然分开，而是互相交替此消彼长的。各类血细胞形成的顺序分别是：红细胞、粒细胞、巨核细胞、淋巴细胞和单核细胞。

2. 出生后造血器官

出生后，正常情况下，骨髓是生成红系、粒系和巨核系细胞的唯一场所，同时也能生成淋巴细胞和单核细胞。其他的造血器官包括胸腺、脾、淋巴结等淋巴组织成为终生制造淋巴细胞的器官。

二、造血干（祖）细胞及其发育

1. 造血干细胞

造血干细胞（hematopoietic stem cell，HSC）是由胚胎干细胞发育而来，具有高度的自我更新能力和多向分化能力，在造血组织中含量极少，形态难以辨认的类似小淋巴细胞样的一群异质性的细胞群体。目前对造血干细胞的生物化学、分子生物学、细胞遗传学和免疫学等方面的特征有了进一步认识。造血干细胞具有以下一般特征：多数细胞处于 G_0 期或静止期；绝大多数表达 CD34 和 Thy-1（$CD34^+$ $Thy-1^+$）；低表达或不表达 CD38 和 HLA-DR；缺乏特异的系列抗原表面标志。$CD34^+$ 细胞主要分布于骨髓、肝、脾、外周血及脐血等组织中。骨髓、外周血以及脐血中 $CD34^+$ 细胞分别占有核细胞的 0.5%～1.5%、0.05%～0.15%和 0.1%。因此，外周血和脐血也是造血干/祖细胞极丰富的来源。

2. 造血祖细胞

造血祖细胞（hematopoietic progenitor cell，HPC）是指一类由造血干细

胞分化而来，但部分或全部失去了自我更新能力的过渡性、增殖性细胞群，也称为造血定向干细胞。造血祖细胞在各种细胞因子的诱导下，可以向有限的几个方向或一个方向分化和增殖。这些较成熟的造血祖细胞失去了自我更新能力，但具有增殖和单向分化的能力。与造血干细胞不同，造血祖细胞表达 CD34 抗原较弱，可能表达 CD38 抗原，也可能低表达一些血细胞系列特异性抗原(如 Lin 抗原)。根据这一特性，可采用流式细胞技术或其他免疫学技术将造血干、祖细胞区别开来。

3. 血细胞的发育与成熟

细胞的发育是连续的，所有血细胞均来源于造血干细胞，造血干细胞在造血微环境及细胞因子等的诱导下，增殖分化成为各系祖细胞，继续向下分化成为形态可辨认的各种原始细胞，进一步发育成熟，形成具有特定功能的终末细胞。

血细胞分 6 大系统，即红细胞系统、粒细胞系统、单核细胞系统、淋巴细胞系统、浆细胞系统和巨核细胞系统。每一系统又依细胞成熟水平分为原始、幼稚和成熟 3 个阶段。红系和粒系的幼稚阶段又分为早幼、中幼和晚幼 3 个阶段，而粒细胞根据胞浆所含颗粒特点的不同，又分为中性、嗜酸性和嗜碱性粒细胞。此种划分有利于对各系统和各阶段细胞数量的观察。血细胞的发育成熟实际上是一个连续的过程，阶段的划分是人为的，在细胞分类时中间阶段的细胞，一般可划入下一阶段。造血细胞发育过程见图 3－1。

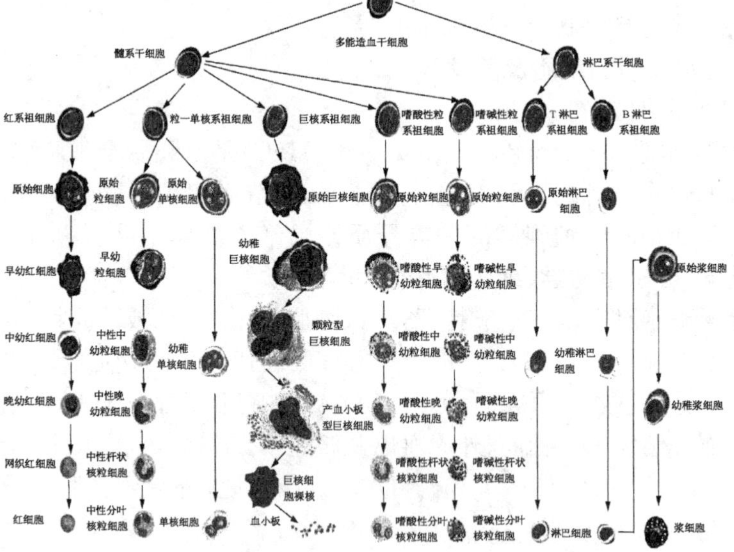

图 3－1　造血细胞发育过程

三、造血生长因子

造血生长因子(hematopoietic growth factors，HGFs)是一类促进造血细胞增殖、分化的因子，主要包括：干细胞因子(SCF)、集落刺激因子(CSFs)、白细胞介素 1～18(IL－1～IL－18)、红细胞生成素(EPO)、血小板生成素(TPO)、fam 样酪氨酸激酶受体 3(FLTR－3)配体。

四、止血、抗凝及纤溶

1. 止血

(1) 血管壁的止血作用：主要是与血液流动密切相关的内膜层的止血作用，血管与血小板共同构成止血所需初级血栓，完成机体的一期止血。内膜的主要成分是血管内皮细胞，血管内皮的止血作用主要表现在两个方面：

① 参与小血管的收缩。

② 内皮细胞表面表达的和分泌释放入血的活性物质参与对血小板和血液凝固的调节。

(2) 血小板止血作用：正常血循环中血小板的基本结构、膜糖蛋白(见表 3－1)及细胞器和内容物(见表 3－2)在止血中发挥作用。

表 3－1　主要血小板膜糖蛋白

名称	CD 名称	相对分子质量	染色体定位	特性
GPⅠa	CD49b	160 000	5	与 GPⅡa 形成复合物，是胶原的受体
GPⅠb	CD42c	165 000	22	与 GPIX 形成复合物，是 vWF 的受体，参与血小板黏附反应，缺乏或减少时血小板黏附功能减低，见于巨大血小板综合征
GPⅠc	CD49f	148 000	2，12	与 GPⅡa 形成复合物，是纤维连结蛋白(fibronectin，Fn)的受体，也是层粘连蛋白(laminin，LN)受体
GPⅡa	CD29	130 000	10	与 GPⅠa 和免疫复合物(Ⅰc)形成复合物，是胶原和 Fn 的受体
GPⅡb/Ⅲa	CD41a	147 000/105 000	17	GPⅡb 与Ⅲa 形成复合物，是纤维蛋白原(Fg)的受体，参与血小板聚集反应，缺乏或减少时血小板聚集功能减低，见于血小板无力症，也是 vWF 和 Fn 的受体，参与血小板黏附反应
GPIV	CD36	88 000	?	是凝血酶敏感蛋白 TSP 的受体
GPV		82 000	?	是凝血酶的受体，缺乏或减少见于巨大血小板综合征
GPIXα 辅肌动蛋白	CD42a	22 000 100 000	3	与 GPⅠb 形成复合物，功能同 GPⅠb，可在膜上联结肌动蛋白微丝

① 黏附功能：是指血小板黏附于血管内皮下组分或其他物质表面的能力。血小板的这种功能首先保证了血管受损时，血小板参与一期止血。随后血小板激活、聚集、释放血小板内的活性物质，参与二期止血，并形成较牢固的止血栓子。

② 聚集功能：是指血小板与血小板之间的黏附，是形成血小板血栓的基础，也是血小板进一步活化和参与二期止血、促进血液凝固的保证。血小板聚集在血小板之间进行，涉及血小板表面 GPⅡb/Ⅲa、血液中的 Fg 和 Ca^{2+}，这三者缺一不可。

③ 释放反应：体内血小板活化后或体外血小板被机械或诱聚剂等激活后，血小板 α 颗粒、致密颗粒及溶酶体等贮存颗粒中的内容物通过开放管道系统(OCS)释放到血小板外的过程称为血小板释放反应。

表 3-2 三种血小板贮存颗粒及其内容物

致密颗粒	α 颗粒	溶酶体颗粒	胞　质
二磷酸腺苷(ADP)	β-血小板球蛋白(β-TG)	酸性水解酶	因子ⅩⅢa 亚基
三磷腺苷(ATP)	血小板第 4 因子(PF4)	β-半乳糖苷酶	血小板衍生内皮
5-羟色胺(5-HT)	血小板衍生促生长因子(PDGF)	β-葡萄糖醛酸酶	细胞生长因子
钙离子(Ca^{2+})	凝血酶敏感蛋白(TSP)	弹性硬蛋白酶	(PDGF)
抗纤溶酶	通透因子，杀菌因子	胶原酶	
焦磷酸盐	趋化因子 纤维蛋白原，纤维连接蛋白因子Ⅴ，因子Ⅺ 血管性血友病因子(vWF)白蛋白，α1 抗胰蛋白酶(α1-AT) α2 巨球蛋白(α2-M) C1-抑制剂(C1-INH)，PAI-1PS，高相对分子质量激肽原(HMWK)前庭神经元(Vn) 肿瘤生长因子-β(TGF-β) 3 型结缔组织，活化肽(CTAP-Ⅲ)	肝素酶	

④ 促凝作用：血小板促凝作用仅限于血小板磷脂中的血小板因子3 PF3，在血小板活化后暴露于血小板外衣上，并在PF3表面完成因子Ⅹ和因子Ⅱ的活化。另外，血小板内容物中包含种类较多的凝血因子，血小板活化释放时，因凝血因子的释放而加强局部的凝血作用。

⑤ 血块收缩：血小板在纤维蛋白网架结构中心，血小板变形后的伪足可以搭在纤维蛋白上，由于肌动蛋白细丝和肌球蛋白粗丝的相互作用，伪足可向心性地收缩，使纤维蛋白束弯曲，在挤出纤维蛋白网隙中的血清的同时，也加固了血凝块，有利于止血和血栓形成。

(3) 血液凝固机制：血液凝固是血液由液体状态转为凝胶状态的过程，也简称为凝血。凝血是一系列血浆凝血因子相继酶解激活的过程，最终结果是生成凝血酶，形成纤维蛋白凝块。凝血过程一般被分为内源性凝血途径和外源性凝血途径(其中包括凝血的共同途径)，两条凝血途径的主要区别在于启动方式及参加的凝血因子不同，结果形成两条不同的因子Ⅹ激活通路。近几年，认为两条凝血途径并不是各自完全独立，而是相互密切联系，在机体的整个凝血过程中可能发挥不同的作用。

① 内源凝血途径：这一途径在体内已不再是主要的凝血途径，只是组织因子与因子Ⅶ结合，并使因子Ⅶ激活后形成的FⅦa－TF复合物对因子Ⅸ的活化，以及更大层面上由FⅦa－TF最终形成凝血酶后对因子Ⅺ的活化。这里的FⅪa和FⅨa只是对体内因血管内皮损伤引起的凝血病理生理反应的一个补充。体外或实验室所做的凝血试验，有一部分是以固相激活剂(如白陶土、玻璃表面等)除去活化因子Ⅻ，这是传统的凝血过程。它延续因子Ⅻ、前激肽释放酶PK活化的接触启动，并逐步激活因子Ⅺ、因子Ⅸ、因子Ⅹ，最后发生血液凝固。

② 外源凝血途径：主要指组织因子由各种途径(血管损伤、血液中细胞的释放表达等)进入血液，引起因子Ⅶ的活化，并与之构成复合物，进而激活因子Ⅹ、因子Ⅱ，最终形成纤维蛋白。这是体内凝血的主要途径，也是发生止血血栓病理改变的主要部分。

③ 共同途径：在内源和外源凝血途径中，因子Ⅹ被因子Ⅸa、Ⅷa或因子Ⅶa－TF所激活，之后的凝血酶生成、纤维蛋白单体在因子ⅫⅠa和Ca^{2+}作用下形成纤维蛋白的过程是完全相同的。

2. 抗凝

对血液凝固系统的调节、减少纤维蛋白的形成、降低各种凝血因子的活化水平就是抗血液凝固作用，简称抗凝。与此作用相关的生理性物质组成了抗血液凝固系统。

(1) 抗凝血酶(AT)：是主要的生理性血浆抗凝物质，对凝血酶的灭活能力占所有抗凝蛋白的70%～80%。AT的抑酶谱很广，除凝血酶外，它还能抑制凝血因子Ⅹa、Ⅸa、Ⅺa、Ⅻa以及纤溶酶、胰蛋白酶、激肽释放酶等。

（2）蛋白C系统：蛋白C系统除蛋白C(PC)外，还包括蛋白S(PS)、血栓调节蛋白(TM)和内皮细胞蛋白C受体(EPCR)。蛋白C系统是微循环抗血栓形成的主要血液凝固调节物质。蛋白C系统的活化随着凝血酶的产生并与内皮细胞表面的血栓调节蛋白形成复合物而启动。

（3）组织因子途径抑制物(TFPI)：在生理性抗凝血蛋白的作用中具相当重要的比重。TFPI首先结合于Ⅹa的活性中心，形成TFPI－Ⅹa，然后在Ca^{2+}存在下与TF/Ⅶa形成多元复合物。TFPI抑制谱不很广，除抑制Xa及TF/Ⅶa外，还能抑制胰蛋白酶，对纤溶酶及糜蛋白酶也有轻微抑制，但不抑制凝血酶，活化蛋白C、组织纤溶酶原激活物t－PA等。

（4）蛋白Z和蛋白Z依赖的蛋白酶抑制物：近年发现了两个新的血液凝固调节蛋白，蛋白Z(PZ)和蛋白Z依赖的蛋白酶抑制物(ZPI)。PZ和ZPI的缺陷可导致血栓形成，PZ和ZPI对血液凝固的调节都是既广泛又有限的。ZPI在PZ的协助下，可形成Ⅹa－ZPI－PZ复合物而使因子Ⅹa在1分钟内失去95%以上的凝血活性。

3. 纤溶

纤维蛋白溶解系统简称纤溶系统，指纤溶酶原经特异性激活物使其转化为纤溶酶(PL)，以及PL降解纤维蛋白和其他蛋白质的过程。

（1）纤溶系统的成分：主要有纤溶酶原(PLG)、纤溶酶原激活物(PA)、纤溶酶(PL)及纤溶抑制物(PAI)等蛋白酶组成。

（2）纤维蛋白溶解：纤溶过程是一系列蛋白酶催化的连锁反应，一般分为两个阶段，即PLG在其激活物的作用下转变成PL以及PL水解纤维蛋白(原)及其他蛋白质。

（许文荣　郭新荣）

第二节　血液学检验基本知识

一、贫血

1. 再生障碍性贫血(AA)

AA是由多种原因致造血干细胞减少和(或)功能异常，从而引起红细胞、中性粒细胞、血小板减少的一种获得性疾病。临床表现为贫血、感染和出血。发病与造血干细胞和造血微环境损伤及免疫因素介导有关。

血象与骨髓象呈正细胞、正色素性贫血，可有小细胞增多。网织红细胞极低，血小板计数早期减少。骨髓各穿刺部位大多增生不良，但也有个别部位呈暂时增生，正常造血成分被脂肪组织取代。三个细胞系减少，白细胞计数常低于 2×10^9/L，粒细胞显著减少，多为淋巴细胞；骨髓巨核细胞减少，全片不见或仅有数个。

2. 缺铁性贫血

(1) 临床缺铁分为三个阶段

① 缺铁期：贮存铁下降，早期出现血清铁蛋白下降。

② 缺铁性红细胞生成期：贮存铁更进一步减少，铁蛋白减少，血清铁和转铁蛋白饱和度下降，总铁结合力增高和游离原卟啉升高，出现一般症状。

③ 缺铁性贫血期：除上述特点外，尚有明显红细胞和血红蛋白减少，并出现多个系统症状。

(2) 血象与骨髓象特点

① 血象：血红蛋白、红细胞均减少，以血红蛋白减少更为明显。轻度贫血时红细胞形态无明显异常，中度以上贫血时红细胞体积减小，中心淡染区扩大；严重贫血时红细胞可呈环状，并有嗜多色性红细胞及点彩红细胞增多。网织红细胞轻度增多或正常。白细胞计数及分类一般正常。血小板计数一般正常。

② 骨髓象：增生明显活跃，粒、红比值减低。红细胞系明显增生，以中、晚幼红细胞为主。幼红细胞体积小，边缘不规整，胞核小而致密，胞浆量少，因血红蛋白合成不足而着色偏碱。成熟红细胞体积小，中心淡染区扩大，严重时可呈环状红细胞。易见嗜多色性红细胞。粒细胞系相对减少，但各阶段比例及细胞形态大致正常。巨核细胞系正常。

(3) 铁染色与铁代谢的检查特点：骨髓铁染色示铁消失，铁粒幼细胞<15%。血清铁蛋白(SF)<14 μg/L，转铁蛋白饱和度<15%，血清铁<8.95 μmol/L，总铁结合力>64.44 μmol/L，红细胞游离原卟啉>0.9 μmol/L(全血)。

3. 溶血性贫血

(1) 确定有无溶血：按表 3-3 实验项目判断。

表 3-3　溶血存在的实验检查

项　目	参考值	溶血时表现
网织红细胞计数	0.5%～1.5%	↑
网织红细胞绝对值	(24～84)$\times10^9$/L	↑
异形红细胞	0～0.6%	↑
嗜多色性红细胞	0.2%～1%	↑

续表 3-3

项　目	参考值	溶血时表现
骨髓红系增生	活跃	↑↑间接分裂细胞增多、核染色质小体及卡波环
粒红比例	(3～5)∶1	缩小或倒置
总胆红素	5.1～17.1 μmol/L	↑↑间接胆红素为主
间接胆红素	34.2～102.6 μmol/L	
血清游离血红蛋白	<40 mg/L	↑血管内溶血
血清结合珠蛋白	0.2～109 gHb/L	↓
高铁血红素白蛋白	—	+
血红蛋白尿	—	+
Rous 试验	—	+
血清乳酸脱氢酶	109～245 U/L	↑
红细胞寿命($^{51}CrT_{1/2}$)	25～35 天	缩短

（2）血管内与血管外溶血的鉴别：见表 3-4。

表 3-4　血管内与血管外溶血的鉴别

特　征	血管内溶血	血管外溶血
病因	红细胞内缺陷，外因素后天性多见	红细胞内缺陷，外因素遗传性多见
红细胞破坏场所	血管内	单核—吞噬细胞系统
病程	急性多见	常为慢性，可急性加重
贫血、黄疸	常见	常见
肝、脾肿大	少见	常见
红细胞形态学改变	少见	常见
红细胞脆性改变	变化小	多有改变
血红蛋白血症	4～100 mg/dl	轻度增高
血红蛋白尿	常见	无或轻微
尿含铁血黄素	慢性可见	一般阴性
骨髓再障危象	少见	急性加重时可见
LDH	增高	轻度增高

(3) 溶血性贫血的红细胞形态异常：常见红细胞异常。

(4) 溶血性贫血的实验诊断步骤：确定有无溶血性贫血，确定血管内或血管外溶血，确定溶血的原因。

(5) 不同类型溶血性贫血的实验选择

① 遗传性溶血性贫血：红细胞脆性试验，自身溶血试验，G6PD 筛检试验，PK 检测，Hb 电泳检测，HbA2、HbF、HbH、Hb、Bart 试验，热不稳定试验，异丙醇沉淀试验等。

② 获得性自身免疫性溶血：直接和间接抗人球蛋白试验，冷凝集素检测，冷热溶血素试验，血清蛋白电泳。

③ 获得性机械性损伤致溶血性贫血：血片中出现异常红细胞和红细胞碎片。常见于血管内溶血、肿瘤化疗、人工心瓣膜和血栓性血小板减少性紫癜。

④ 药物致溶血性贫血：G6PD 筛检试验，包涵体试验，高铁血红蛋白或硫血红蛋白(SHb)检测，药物依赖性抗体检测。

二、白血病

白血病(leukemia)属于造血系统的恶性肿瘤，是一组高度异质性的恶性血液病，其特点为白血病细胞呈现异常增生伴分化成熟障碍。临床出现不同程度的贫血、出血、发热及肝脾、淋巴结肿大，可危及生命。临床一般分为急性和慢性白血病。

白血病分型包括，细胞形态学分型(M)，免疫学分型(I)，细胞遗传学分型(C)，分子生物学分型(M)。

1. 急性淋巴细胞白血病

急性淋巴细胞白血病(acute lymphocytic leukemia，ALL)，简称急淋，是由于未分化或分化很差的淋巴细胞在造血组织(特别是骨髓、脾脏和淋巴结)无限增殖所致的恶性血液病，分型见表 3－5。

(1) 形态学检查

① 血象：红细胞及血红蛋白低于正常，血片中遇见少量幼红细胞。白细胞计数多数增高，可正常或减少。分类中原始及幼稚淋巴细胞增多，可达 90%。血小板计数低于正常，晚期明显减少。

② 骨髓象：骨髓增生极度或明显活跃，少数病例呈增生活跃，以原始和幼稚淋巴细胞为主，大于 30%，伴有形态异常。粒细胞系统增生受抑制，红细胞系统增生也受抑制。巨核细胞系显著减少或不见，血小板减少。退化细胞明显增多，篮细胞(涂抹细胞)多见，这是急淋的特征之一。按 FAB 形态学分类：急淋可分为 L_1、L_2、L_3 三种亚型。

(2) 其他检查

① 细胞化学染色：过氧化物酶(POX)与苏丹黑(SB)染色：各阶段淋巴细

胞均阴性，阳性的原始细胞小于3%。糖原(PAS)染色：约20%～80%的原始淋巴细胞呈阳性反应。酸性磷酸酶(ACP)染色：T细胞阳性，B细胞阴性。非特异性酯酶及溶菌酶均呈阴性反应。

② 免疫学检测：根据膜表面标记，将ALL分为T系ALL和B系ALL及其各自的亚型。

③ 染色体及分子生物学检验：大约90%的急淋有克隆性核型异常，其中66%为特异性染色体重排。染色体数目异常可有超二倍体、亚二倍体、假二倍体及正常二倍体。

2. 急性髓细胞白血病

急性髓细胞白血病分为M_0～M_7，FAB分型见表3-5。

表3-5 急性白血病FAB分型

分型	分型标准
ALL	
L_1	以小细胞为主(直径≤12 μm)，大小较一致，核染质较粗，核仁小不清
L_2	以大细胞为主(直径>12 μm)，大小不一，核染质较疏松，核仁较大，1至多个
L_3	以大细胞为主，大小一致，核染质细点状均匀，核仁1个或多个且明显。胞质嗜碱，深蓝色，有较多空泡
AML	
M_0	急性髓细胞白血病微分化型，原始细胞≥30%，无T、B淋巴细胞标志，至少表达一种抗原，免疫细胞化学或电镜MPO阳性
M_1	急性粒细胞白血病未成熟型，骨髓中原始粒细胞≥90%(NEC)
M_2	急性粒细胞白血病部分成熟型，骨髓中原始粒细胞占30%～89%(NEC)，早幼粒细胞及以下阶段粒细胞>10%，单核细胞<20%
M_3	急性早幼粒细胞白血病，骨髓中异常早幼粒细胞≥30%(NEC)，胞质内有大量密集甚至融合的粗大颗粒，常有成束的棒状小体(Auer body)。M_3v为变异型急性早幼粒细胞白血病，胞质内颗粒较小或无
M_4	急性粒单核细胞白血病，骨髓及周围血中有粒系及单核细胞增生，骨髓中的原始细胞≥30%，单核细胞为20%～80%，其余为粒细胞；外周血单核系细胞≥5×10^9/L，或溶菌酶为正常的3倍和骨髓前体细胞中单核细胞酯酶阳性细胞>20%。M_4E_0为伴嗜酸性粒细胞增多的急性粒单核细胞白血病，除M_4特征外，骨髓中异常嗜酸性粒细胞增多，常≥5%(NEC)，此类细胞除有典型的嗜酸颗粒外，还有大的嗜碱(不成熟)颗粒，还可有不分叶的核
M_5	急性单核细胞白血病，依据分化成熟程度分为2型： M_5a 单核细胞型，骨髓原单核细胞≥80%(NEC) M_5b 单核细胞型，骨髓原单核细胞<80%(NEC)，其余为幼稚及成熟单核细胞等

续表 3-5

分 型	分型标准
M_6	急性红白血病，骨髓有核红细胞≥50%，骨髓原始细胞≥30%（NEC）或周围血原始细胞≥30%
M_7	急性巨核细胞白血病，骨髓原巨核细胞≥30%，电镜 PPO 阳性，血小板膜蛋白Ⅰb、Ⅱb/Ⅲa、Ⅲa 或因子Ⅷ相关抗原（vWF）阳性

注：原始细胞：指不包括原始红细胞及小巨核细胞。原始细胞包括Ⅰ型和Ⅱ型，Ⅰ型为典型原始细胞，Ⅱ型胞质可出现少许细小嗜天青颗粒。核质比例稍低，其他同Ⅰ型原始细胞。

NEC：非红系细胞计数，是指不包括浆细胞、淋巴细胞、组织嗜碱细胞、巨噬细胞及所有有核红细胞的骨髓有核细胞计数。

ANC：指所有有核细胞中的比例。

（1）主要指三个造血细胞系列的干/祖细胞或以一个或同时两个以上的克隆增生异常，导致的一般临床特征基本相同。

（2）实验室检查：以 M_0 为例，骨髓原始细胞大于 30%，红系、巨核系有不同程度的增生减低。细胞化学染色：POX 及 SB 染色为阴性或阳性率小于 3%。PAS 及特异性酯酶染色呈阴性或弱阳性。染色体：大多有染色体异常，但无特异性核型。免疫学检查：免疫细胞化学 MPO 阳性。免疫表型表达为髓系分化抗原 CD13，CD33，CD14，CD15，CD11b 中至少有一种阳性。不表达 B 系特异性抗原和 T 系特异性抗原，可表达未成熟标志 CD34，TdT，HLA-DR，才符合 M_0 诊断。

3. 骨髓增生异常综合征

骨髓增生异常综合征（MDS）是一组获得性、造血功能严重紊乱、造血干细胞克隆性疾病。按 FAB 分型 MDS 可分为原发性和继发性。原发性 MDS 又分为难治性贫血、环形铁粒幼细胞难治性贫血、原始细胞过多难治性贫血、转化中的原始细胞过多难治性贫血和慢性粒一单核细胞白血病。

（1）血象：本病初期主要有贫血、血小板和中性粒细胞减少，多数病例同时有 3 项，也有 1～2 项减少，并可见病态造血。

（2）细胞化学染色：骨髓铁染色常显示细胞外铁丰富，大多数病例的铁粒幼红细胞增多，有的可见环形铁粒幼红细胞。

（3）骨髓活组织检查：多数病例骨髓造血组织过度增生，主要为不成熟粒细胞增多，并有未成熟前体细胞异常定位。正常情况下，原始粒细胞、早幼粒细胞位于骨内膜表面，MDS 时此两种细胞聚集成簇，并位于骨髓中央。还可见到巨核系形态、定位异常和网络纤维增生等改变。

（4）免疫学检查：髓系细胞表面抗原及淋巴细胞亚群分布异常是 MDS 病态造血的另一种表现。外周血 $CD3^+$、$CD4^+$ 细胞减少，CD4/CD8 比值减低或倒置，与 MDS 病态发育相关。

三、血小板病

1. 特发性血小板减少性紫癜

原发性(特发性)血小板减少性紫癜(ITP)是一种自身免疫性疾病。临床上分为急性和慢性两型。

(1) 急性型：典型病例见于 3～7 岁的婴幼儿，紫癜出现前 1～3 周常有上呼吸道感染史。起病急骤，常伴发热、皮肤紫癜、黏膜出血和内脏(胃肠道、泌尿道)出血等，少数病例可发生颅内出血。病程呈自限性，多数病例在半年内自愈。

(2) 慢性型：多数见于青壮年，以女性为多见。常无诱发因素，起病缓慢，出血以皮肤、黏膜和月经量过多为主，脾不肿大或稍肿大，病程长至数年，且有反复发作的倾向。确诊指标有：血小板计数减少；骨髓巨核细胞增生或正常，但产生血小板的巨核细胞减少或缺如；PAIg 和(或) PAC3 增高；血小板寿命缩短等。

2. 血小板功能异常性疾病

(1) 血小板无力症(亦称 Glanzmann 病)：系常染色体隐性遗传，它的基本缺陷是血小板膜 GPⅡb/Ⅲa 数量减少或缺乏，也可出现 GPⅡb/Ⅲa 基因的缺陷。患者的血小板对 ADP、胶原、肾上腺素、凝血酶、花生四烯酸等诱导剂无聚集反应，但对瑞斯托霉素有聚集反应。

(2) 巨血小板综合征(亦称 Bernard-Soulier 综合征)：系常染色体隐性遗传，它的基本缺陷是血小板膜 GPⅠb/Ⅸ或 GPV 的数量减少或缺乏，也可有 GPⅠb/Ⅸ或 GPV 基因的缺陷。患者的血小板膜不能结合 vWF，使其不能黏附于内皮下组织，并对瑞斯托霉素不发生聚集反应。

(3) 贮藏池病：指血小板缺乏贮存颗粒或其内容物释放障碍。包括致密颗粒缺陷症、α-颗粒缺陷症(亦称灰色血小板综合征)以及致密体与 α-颗粒联合缺陷症。系常染色体隐性遗传，有的呈常染色体显性遗传。患者的血小板对 ADP、胶原和凝血酶等诱导剂缺乏释放反应，故释放产物减少。

(4) 血小板第 3 因子(PF3)缺乏症：系常染色体隐性遗传，患者的血小板膜磷脂的结构或成分有缺陷，致使血小板不能有效地提供凝血催化表面，引起凝血机制异常，表现为白陶土凝血时间延长和血小板第 3 因子有效性试验活性降低。

四、血友病

血友病(hemophilia)是一组遗传性因子Ⅷ、Ⅸ和Ⅺ基因缺陷、基因突变、基因缺失、基因插入等导致内源凝血途径激活凝血酶原酶的功能发生障碍所引起的出血性疾病。包括血友病 A、血友病 B、因子Ⅸ缺乏症。临床特点是：

自发性或轻微外伤后出血难止。出血常发生于负重的大关节腔内(膝、踝、肘、腕、髋、肩关节)和负重的肌肉群内(肱三头肌、股四头肌、腓肠肌、腰大肌)。关节腔内反复出血常致关节腔纤维组织增生和粘连,造成关节畸形和残疾。凝血试验是诊断和鉴别本类疾病的重要方法。

1. 筛检试验

活化部分凝血活酶时间延长,凝血酶原时间正常。

2. 纠正试验

曾用简易凝血活酶生成试验或凝血活酶生成试验及其纠正试验。

3. 凝血因子促凝活性检测

因子活性(Ⅷ:C、Ⅸ:C和Ⅺ:C)减低是常用的确诊试验,依此可将各因子缺乏症分为重型(<1%)、中型(2%~5%)、轻型(6%~25%)和亚临床型(26%~45%)。

4. 凝血因子抗原含量检测

因子抗原含量(Ⅷ:CAg、Ⅸ:Ag和Ⅺ:Ag)减低或正常。

5. 排除试验

做出血时间和血管性血友病因子:抗原检测以排除血管性血友病;做复钙交叉试验以排除各因子的抑制物(尤其因子Ⅷ抑制物)。

6. 携带者和产前诊断

根据临床需要尚可用基因探针、DNA印迹技术、限制性片段长度多态性作携带者诊断及产前诊断。

7. 基因分析

深入研究尚需做基因分析,以确定基因突变的类型,为研究病因、发病机制和基因治疗奠定理论基础。

五、血管性血友病

血管性血友病(von Willebrand disease,vWD)是由于因子Ⅷ复合物中的血管性血友病因子(von Willebrand factor,vWF)基因的合成与表达缺陷而导致它的质和量异常所引起的出血性疾病。vWD是仅次于血友病A的另一种常见的出血性疾病。

实验室检查　血小板计数正常,出血时间或阿司匹林耐量试验阳性,APTT可延长或正常,FⅧ:C可正常也可降低;vWF降低,vWF正常者会出现不同程度的vWF多聚体检测异常。

最后,必须排除血小板功能缺陷疾病。

六、弥散性血管内凝血

弥散性血管内凝血(disseminated intravascular coagulation,DIC)是由于多种病因所引起的病理生理过程的一个中间环节。其特点是体内有血小板聚集，病理性凝血酶生成，纤维蛋白在微血管中沉积，形成广泛性微血栓。在此过程中，消耗了大量血小板，使血小板计数减少和功能异常，消耗了大量凝血因子使凝血活性减低。同时，通过内源性激活途径发生了继发性纤溶亢进。

1. 实验室检查及其变化特点

(1) 血小板计数：DIC 时，一般为(50～100)×10^9/L；处于代偿时，可大于100×10^9/L，但不会超过 150×10^9/L。

(2) 血浆纤维蛋白原含量测定：DIC 时明显降低，一般小于 1.5 g/L，或者呈进行性下降(由于部分病人基础 Fg 含量较高)。亦有少数因代偿过度而>4 g/L 者。

(3) 血浆凝血酶原时间(PT)、活化的部分凝血活酶时间(APTT)和凝血酶时间(TT)测定：DIC 时均可延长，但 DIC 早期和慢性 DIC 时可在正常范围。

2. 诊断试验及其变化特点

(1) 优球蛋白溶解时间(ELT)测定：DIC 时因纤溶活性增高，ELT 缩短，常小于 70 分钟。但在纤溶酶原代偿，尤其是外源性纤溶酶原和纤维蛋白原补充时，纠正了纤溶激活物在受检样本中的亢进作用，使 ELT 恢复正常，甚至超过 4 小时，可导致判断困难。故在 DIC 诊断中，对 ELT 这一指标要综合分析。

(2) 血浆鱼精蛋白副凝固(3P)试验：在 DIC 失代偿时为阳性，但敏感性不佳，假阴性结果较多。

(3) 血清纤维蛋白原和纤维蛋白降解产物(FDP)测定：DIC 时明显高于正常值，一般大于 40 μg/L。本试验被认为是 DIC 诊断中最敏感的指标之一。

七、血栓性疾病

1. 心肌梗死(MI)

心肌梗死是一种常见的动脉血栓性栓塞性疾病。它的发生和发展与动脉粥样硬化关系密切，80%以上的心肌梗死患者是在动脉粥样硬化的基础上冠状动脉(简称冠脉)内发生血栓栓塞。冠脉内膜下出血或冠脉持续性痉挛，使管腔发生持久而完全的闭塞，导致该冠脉所供血的心肌持续地严重缺血，引起心肌坏死。

心肌梗死的诊断包括影像检查、心电图、生物化学和血栓止血检测。一般存在血小板聚集增高，凝血因子活性增强，纤溶活性减低；高密度脂蛋白(HDL)和载脂蛋白 AI(apo AI)降低；低密度脂蛋白(LDL)和载脂蛋白 B100(apo B100)增高。诸多研究表明，心肌梗死患者血管内皮细胞损伤的检验指标(vWF、TM、ET－1)增高，血小板黏附和聚集功能增强，血小板释放 β－TG、PF4、5－HT 和 P 选择素增多，花生四烯酸代谢产物 TXB_2 增高。但 6－

酮- PGF1α 降低。较有价值的观察指标是分子标志物检测。

2. 脑梗死

亦称缺血性脑卒中，本症多见于脑血栓形成和脑血栓栓塞。它是在脑动脉粥样硬化或动脉炎的基础上，血管内皮细胞损伤、血小板被活化和纤溶活性减低，血液黏滞性和凝固性增高，血流减慢或淤滞，导致血管管腔狭窄或闭塞，引起与闭塞血管相关的脑组织缺血、缺氧，严重者可致脑组织局部损伤或坏死。

急性发作期部分患者的血液流变学异常，纤维蛋白原含量增高，血小板粘附性和聚集性增高；血小板释放产物，如β－TG、PF4、P 选择素和 TXB2 水平增高。血管损伤后的 vWF：Ag、TM 和 ET－1 增高，但 6－酮- PGF1α 则降低。抗凝血酶减低，纤溶活性由一过性增强可转为长期降低。但是，较有价值的诊断和观察指标是分子标志物检测结果。

3. 深静脉血栓形成

深静脉血栓形成（deep vein thrombosis，DVT）是由于静脉血流淤滞（手术后病人制动、长期卧床），静脉壁损伤（感染、化学和免疫损伤等），血液呈高凝状态（血粘度和凝固性增高）等原因导致静脉血流缓慢或停滞而形成血栓和栓塞。病变常累及下肢静脉、髂股静脉和肠系膜上静脉、肝静脉等；尤其好发于损伤的或功能不全的静脉瓣部位。

本症患者的全血粘度和血浆粘度增高，纤维蛋白原含量和 vWF：Ag 增高，AT、PC 和 PS 减低，PLG 水平降低而纤维蛋白原和纤维蛋白降解产物（FDP）、D－二聚体水平增高，部分患者血小板功能亢进（β－TG、PF4 升高）。但是，较有价值的血栓止血指标是分子标志物检测。

4. 血栓前状态

血栓前状态（prethrombotic state），也称血栓前期（prethrombotic phase）是指血液有形成分和无形成分的生物化学和流变学发生某些变化，这些变化可以反映：血管内皮细胞受损或受刺激；血小板和白细胞被激活或功能亢进；凝血因子含量增高或被活化；血液凝固调节蛋白含量减少或结构异常；纤溶成分含量减低或活性减弱；血液黏度增高和血流减慢等。

在这一病理状态下，有可能形成血栓或发生栓塞性疾病。但必须指出，一般所指的高凝状态是仅限于体内凝血因子的血浆水平升高，及（或）凝血因子被激活（由无活性酶原形式转变成有活性的酶的形式），从而引起血液凝固性增强的一种病理过程。高凝状态实际上也包括在血栓前状态之内。血栓前状态仅仅是一种病理状态，可以长时期存在，临床上常无特异的症状和体征。

从过去的研究结果和临床实践来看，一般的血栓止血检查，如 BT、PLT、

APTT、PT 和 ELT 等,对研究和诊断血栓前状态缺乏敏感性和特异性,不能满足临床和研究的需要。因此,目前国内外都开始利用敏感和特异的分子标志物对血栓前状态和血栓性疾病进行检测。血管损伤标志物:vWF,ET-1,TM,6-酮-PGF1α;血小板活化标志物:β-TG,PF4,5-HT,TXB2,GMP-140;凝血因子活化标志物:TF,TFPI, F1+2,FPA;抗凝蛋白活性标志物:TAT,PCP;纤溶活化标志物:t-PA,PAI, $B\beta_{15-42}$,FDP,D-D。血栓前状态的研究与临床诊断已进入了一个新的历史时期。

(许文荣 郭新荣)

第三节 血液学检验基本技术

一、骨髓检验

骨髓检验是血液系统疾病诊断、疗效观察的重要手段之一。常用的是在光学显微镜下,通过瑞氏染色来观察骨髓涂片上的细胞形态。

1. 骨髓检验的适应证、禁忌证

凡末梢血有任何不明原因的血细胞过多、过少或出现幼稚细胞,不明原因的肝、脾、淋巴结肿大,不明原因的发热、骨痛或恶病质,疑有血液恶性肿瘤或其他肿瘤转移至骨髓,有异常蛋白血症及寄生虫感染等都为骨髓象检查的适应证。

因骨髓检查具有技术性强且对病人有一定痛苦等特点,故应严格掌握适应证。有明显出血倾向的病人(如血友病患者)禁忌做骨髓穿刺,晚期孕妇做骨髓穿刺术应特别慎重。小儿及不合作者不宜做胸骨穿刺。

2. 干抽(dry tap)与骨髓稀释

(1) 干抽是指非技术性错误而抽不出骨髓或只抽到少量血液。常见于:

① 原发性和继发性骨髓纤维化症。

② 骨髓极度增生,细胞过于紧密结实,如白血病、真性红细胞增多症等。

③ 骨髓增生减低,如再生障碍性贫血。

④ 肿瘤骨髓浸润,包括恶性淋巴瘤、多发性骨髓瘤及骨髓转移癌等。

(2) 骨髓稀释是指抽取骨髓时同时抽到血液。

3. 骨髓涂片及染色

(1) 蘸取骨髓适量(选择骨髓小粒部分),以 30°~40°角在载玻片上用力均匀推开,速度应适宜,角度越大,速度越快,则涂片越厚;反之则薄。然后将玻片在空气中挥动,使之干燥,以免细胞缩小或呈细胞皱缩现象。

(2) 骨髓涂片制备好后,用标记笔在膜的头部注明病人姓名、取材部位及穿刺部位。

(3) 涂片制备好后采用瑞氏染色。为保证染色效果,可将带染液标本置低倍镜下观察,待细胞质分明后,再终止染色,水洗,晾干,镜检。

4. 骨髓涂片检查

显微镜检查前,可用肉眼观察骨髓小粒及脂肪滴。且在镜检中先用低倍镜观察,然后用油镜观察,以利于获得全面、正确的资料。

(1) 低倍镜观察:判断取材、涂片及染色是否满意。其指标为可见到骨髓中特有细胞(浆细胞、组织细胞、组织嗜碱细胞等)及造血岛;涂片厚薄适宜,骨髓膜大小适中;涂片中有核细胞着色正常,细胞清晰易辨。

① 估计全片巨核细胞数:在低倍镜下观察巨核细胞,每当见到一个巨核细胞时再换成高倍或油镜以确定其发育阶段。通过检查可了解巨核细胞数正常、增多、减少或不见。如将骨髓膜标准化为 1.5 cm×3.0 cm(4.5 cm^2),则巨核细胞数的参考值为 7～35 个/4.5 cm^2。必要时可进行巨核细胞分类计数。

② 观察有无体积较大或成团的特殊细胞:此类细胞多分布在骨髓涂片的边缘或尾部,如转移癌细胞、戈谢细胞、尼曼-匹克细胞、Reed-Stemberg 细胞、海蓝组织细胞等。在观察中需以油镜加以确认。

③ 判断有核细胞增生程度:选择细胞分布均匀处,根据骨髓片中有核细胞的密度或有核细胞与成熟红细胞的比例来估计骨髓有核细胞的增生程度。对增生减低的标本,应观察所有送检骨髓涂片,以免漏检有代表性的标本,或将外周血稀释的涂片(无骨髓小粒)误认为增生减低。骨髓有核细胞增生程度通常分为五级(见表 3-6)。当结果介于两者之间时,则将增生程度划归上一级。

表 3-6 骨髓有核细增生程度分级标准

增生程度	成熟红细胞:有核细胞	有核细胞均数/高倍镜视野	常见病例
增生极度活跃	1∶1	＞100	各种白血病
增生明显活跃	10∶1	50～100	各种白血病、增生性贫血
增生活跃	20∶1	20～50	正常骨髓象、某些贫血
增生减低	50∶1	5～20	造血功能低下
增生极度减低	200∶1	＜5	再生障碍性贫血

(2) 油镜观察:先用低倍镜选择满意的骨髓膜段,再用油镜按一定的顺序作分类计数。

① 骨髓细胞分类:粒细胞、单核细胞及体积较大的细胞大多分布在骨髓

片尾部或上、下边缘,淋巴细胞多在体部。计数时,应从体尾交界处开始,迂回向尾端移动涂片。如有核细胞特别多,可选择涂片染色较好的部分分类计数 200 个或 500 个有核细胞(不包括分裂型细胞和破碎细胞),按各细胞的种类、发育阶段分别计数。

② 细胞形态学观察

a. 粒细胞系:胞体大小(如巨型改变等),胞核形态(如核畸形或分叶过多等),以及胞浆是否有空泡、中毒颗粒、各种包涵体、吞噬物等。有无核、浆发育不平衡。

b. 红细胞系:幼红细胞有无巨幼样变,胞核有无不规则、固缩、碎裂,胞浆是否有嗜碱性点彩、Howell-Jolly 小体等,有无核、浆发育不平衡。并同时观察成熟红细胞的大小、形态、染色、结构等有无异常改变。

c. 巨核细胞系:有无小巨核细胞、高分叶核或多个散在小核细胞等,同时应注意血小板的数量、大小形态及聚集性、颗粒变化等。

d. 单核细胞、淋巴细胞、浆细胞等:有无数量和形态的改变,有无幼稚细胞。

e. 非造血细胞:如组织细胞、内皮细胞、组织嗜碱细胞、吞噬细胞等,是否有数量和形态的异常。

f. 病理细胞:是否出现特殊的病理细胞,如恶性组织细胞、转移癌细胞等。

g. 寄生虫:注意有无寄生虫,如疟原虫、黑热病小体、弓形体等。

二、细胞化学

细胞化学是以形态学为基础,运用化学、生物化学、免疫化学等技术对血细胞的化学成分如蛋白质、酶类、脂类、无机盐、核酸等作定性、定位及半定量分析的方法。应用于血细胞生理、病理和化学组成的研究。临床上可为某些疾病的诊断、鉴别诊断、疗效及预后观察提供极重要的依据。

1. 过氧化物酶染色(POX)

(1) 原理:粒细胞和单核细胞的胞浆中含有髓过氧化物酶,能将底物 H_2O_2 分解,产生新生态氧,它能够将四甲基联苯胺(TMB)氧化为联苯胺蓝。联苯胺蓝自我脱氢氧化成四甲基苯醌二胺,显棕色。若加入硝普钠与联苯胺蓝结合,可形成稳定的蓝色颗粒,定位于细胞质酶所在部位。

(2) 操作

① 取 1.0 g/L TMB 乙醇溶液 1 ml,加硝普钠饱和溶液 10 μl,溶液呈淡棕黄色。此试剂临用时配制。

② 在新鲜干燥的涂片上,加 1.0 g/L TMB 硝普钠饱和溶液的混合试剂 0.5 ml,放置 1 分钟后,再加稀过氧化氢溶液 0.7 ml,吹匀,染色 6 分钟。

③ 倾去染液，待干，再用瑞氏染液复染 15～20 分钟。

④ 流水冲洗后，待干，用油镜镜检。

（3）结果：在细胞胞浆中出现蓝色或黑色颗粒为阳性反应。

2. 糖原染色（Schiff 反应，PAS）

（1）原理：细胞内含有乙二醇基的糖类在高碘酸的氧化作用下产生双醛基，后者与雪夫（Schiff）染料作用，使无色品红变为紫红色染料沉积，定位于含有多糖成分的部位。

（2）操作

① 新鲜涂片用甲醛固定 10 分钟，水洗，晾干。

② 浸入 10 g/L 高碘酸液中氧化 10 分钟，水洗，晾干。

③ 置于 Schiff 液中，37℃水浴染色 1 小时，流水冲洗。

④ 用 20 g/L 甲绿复染 5～10 分钟。

⑤ 水洗，晾干后镜检。

（3）结果：胞浆中有红色或紫红色颗粒沉积者为阳性。

3. 铁粒染色

（1）原理：骨髓内铁蛋白及含铁血黄素的铁离子（细胞外铁）和幼红细胞内的铁颗粒（细胞内铁）在盐酸环境下与亚铁氰化钾作用，生成亚铁氰化铁，即普鲁氏蓝反应，生成蓝色亚铁氰化铁沉淀，定位于含铁颗粒的部位。

（2）操作

① 骨髓涂片用甲醇固定 10 分钟，水洗，晾干。

② 置酸性亚铁氰化钾溶液中，37℃水浴染色 30～60 分钟，水洗，晾干。

③ 50 g/L 沙黄水溶液复染 10 分钟，水洗，晾干后镜检。

（3）结果

① 细胞外铁判断：用低倍镜观察涂片，有翠蓝色颗粒存在为阳性。

② 细胞内铁判断：用油镜计数 100 个中、晚幼红细胞，计算胞浆中含有蓝色细小颗粒细胞（铁粒幼红细胞）的比值，并根据细胞内颗粒的数目、大小、染色深浅和分布情况将铁粒幼红细胞分为如下几型：Ⅰ型：胞浆中仅 1～2 个颗粒；Ⅱ型：胞浆中含 3～5 个颗粒；Ⅲ型：胞浆中含 6～10 个颗粒或 1～4 个粗大颗粒；Ⅳ型：胞浆中含 10 个以上颗粒或 5 个以上大颗粒。

③ 环形铁粒幼红细胞：幼红细胞胞浆中含有铁粒 6 粒以上（包括 6 粒），并围绕核周排列成半围以上者。

三、血管壁的检查

出血时间（BT）

（1）原理：在特定条件下用出血时间测定器在前臂皮肤上造成一个“标准”创口，记录出血自然停止所需的时间。出血时间的长短与毛细血管功能、皮肤的弹力、血小板数量和质量、凝血因子含量及其活性等因素有关。

(2) 操作

① 血压计袖带缚于上臂加压维持成人为 5.3 kPa(39.75 mmHg),儿童为 2.6 kPa(19.5 mmHg)水平。

② 在肘前窝凹下二横指处常规消毒,轻轻绷紧皮肤,放置出血时间测定器,使之贴于皮肤表面,揿压按钮,使刀片由“测定器”内刺入皮肤,同时启动秒表。

③ 每隔 30 秒,用干净滤纸吸取流出血液直至出血自然停止,按停秒表并计时。

参考值:(6.9±2.1)分钟。

四、血小板功能检测

1. 血小板黏附试验

(1) 原理:受检血液与一定表面积的异物充分接触一定时间后,分别测定接触前后的血小板数,由此计算出黏附血小板的百分率。借此可了解血小板在体外黏附于物体表面的能力,推测血小板功能。对于玻柱法和玻璃滤器法,除有血小板黏附作用外,还有形成的血小板聚集体被阻留在滤器或柱内,致使滤过或过柱后的血小板数降低,又称为血小板滞留试验。

(2) 操作

① 将玻珠柱两端分别与针头和注射器针管相连。

② 常规消毒,作静脉穿刺。

③ 当血液开始接触玻珠时立即按下秒表,掌握好血液流经玻珠柱的速度。要求 20 秒通过玻珠柱,每段 5 秒。经过玻珠柱后,再按原速抽 5～6 秒,使玻珠柱内血液抽到注射器中。

④ 取玻珠柱前后塑料管内血液作血小板计数。至少计数 2 次,取其平均值。

⑤ 血小板黏附率(%)=黏附后血小板数/黏附前血小板数×100%

(3) 参考值:玻珠柱法:62.5% ±8.6%。

2. 血小板聚集试验

血小板与外源性致聚剂接触后即发生聚集,称第一相聚集或初级聚集,然后血小板结构发生变化,释放出 ADP 等内源性致聚剂,促使血小板进一步发生聚集,称为第二相或次发性聚集。以贫血小板血浆调最低浊度,在富血小板血浆中加入致聚剂,血小板发生聚集,血浆浊度降低,光电池将光浊度信号转换为电讯号记录下来,形成血小板聚集曲线。根据聚集曲线,推算出血小板聚集的程度和速度。

3. 血小板释放试验

(1) 原理:血小板致密颗粒中 ATP 的贮存率为 30%,ADP 的贮存率为 80%。血小板释放反应中产生的 ADP 在磷酸烯醇丙酮酸存在下转变成 ATP;在 ATP 和荧光素酶存在下,荧光素会产生一定量的荧光,通过荧光强度的测定可计算出血小板释放的 ATP 和 ADP 总量。

(2) 参考值 ATP:3.5 ~8.0 μmol/10^{11}血小板。ADP:2.5 ~6.0 μmol/10^{11}血小板。ATP/ADP 值:1.0 ~2.2。

五、凝血功能的检查

1. 血浆凝血酶原时间(PT)

(1) 原理:在受检血浆中加入过量的组织凝血活酶(兔脑、人脑、胎盘浸出液),在血浆凝血因子Ⅴ、Ⅶ、Ⅹ及钙离子等作用下,使凝血酶原转变为凝血酶,继而使纤维蛋白原转变为纤维蛋白。本试验观察血浆凝固所需的时间,是外源性凝血系统常用筛选试验。

(2) 手工法

① 取静脉血 9 份,加入 0.13 mol/L 枸橼酸钠 1 份,混匀,3 000 rpm 离心 5 分钟,取上清血浆。

② 取标志国际标准化比值(ISI)的含钙凝血活酶试剂。

③ 血浆 100 μl 置于试管内,放 37℃孵育,加入已于 37℃保温的凝血活酶试剂 200 μl,立即计时,记录血浆凝固时间,即为血浆凝血酶原时间。

(3) 仪器法

① 取枸橼酸钠抗凝血浆和标志国际标准化比值(ISI)的凝血活酶试剂。

② 按各类血液凝固测定仪的操作方法进行测定。

(4) 质量保证

① 在血细胞比容(Hct)小于 20%或大于 50%时,抗凝剂与血液的比例应按下列公式调整:抗凝剂量(ml)=(100-Hct)×血液(ml)×0.00185。

② 室温为 22~24℃时,应在 2 小时内测定完毕。

③ 含钙凝血活酶试剂应注名 ISI 值。

④ 抽血要顺利,抗凝剂充分,无凝块,否则影响 PT 的准确性。

(5) 参考值 PT 秒值:平均值为(12±1)秒,男性 11~13.7 秒;女性 11~14.3 秒。超过正常对照值 3 秒为异常。国际标准化比值(INR):患者 PT 秒/正常参比血浆 PT 秒。健康人 PT 的 INR 为 0.8~1.5。

2. 活化部分凝血活酶时间测定(APTT)

(1) 原理:在 37℃条件下以白陶土(激活剂)激活因子,以脑磷脂(部分凝血活酶)代替血小板提供凝血的表面,在因子的参与下,观察血小板血浆凝固所需时间。APTT 是内源性凝血系统较为敏感、简便和常用的筛选试验。

（2）操作

① 取枸橼酸盐抗凝血浆、40 g/L 白陶土-脑磷脂混悬液各 100 μl，混匀，置 37℃水浴温育 3 分钟，其间轻轻摇荡数次。

② 加入 0.025 mol/L 氯化钙溶液 100 μl，立即启动秒表，不停地摇动并观察出现纤维蛋白丝的时间。

（3）质量保证

① 标本应及时送检，最迟不超过 2 小时，温育时间不少于 3 分钟。

② 分离血浆时，务必除去血小板。

③ 白陶土规格不一，其活力不同，参考值各异。

④ 本试验较凝血时间（CT）敏感，能检出因子Ⅷ:C 水平小于 25%的轻型血友病患者。

（4）参考值：（37±3.3）秒，受检者的测定值较正常对照值延长超过 10 秒以上才有意义。

3. 凝血酶时间测定（TT）

（1）原理：待检血浆在凝血酶作用下，其纤维蛋白原转变为纤维蛋白，观察其凝固时间。

（2）操作

① 取待检枸橼酸钠抗凝血浆 0.1 ml 于试管中，置 37℃水浴预热 5 分钟。

② 加入标准化凝血酶液 0.1 ml，同时开动秒表，记录凝固时间。

③ 重复 2～3 次，取平均值。

（3）参考值：16～18 秒，超过 3 秒以上者为异常。

4. 纤维蛋白原（Fg）定量

（1）原理：以国际标准品为参比血浆制作标准曲线，用凝血酶来测定血浆凝固时间，所得凝固时间与血浆中纤维蛋白原浓度呈负相关，从而得到纤维蛋白原的含量。

（2）参考值：2～4 g/L。

5. 凝血酶原消耗试验（PCT）

（1）原理：在患者血清中加入凝血活酶、硫酸钡吸附血浆（提供纤维蛋白原）和钙离子，测定血液凝固后一段时间（一般为 1 小时）血清中剩余的凝血酶原活动度，从而间接推测患者凝血活酶的活动度；当血浆因子或血小板缺陷、凝血活酶生成不良时，血清中剩余较多量的凝血酶原，使血清凝血酶原时间缩短。

（2）操作

① 取静脉血 1 ml 放入玻璃管内，待血液凝固后，置 37℃水浴温育 1 小时，分离血清。

② 另取一支试管，分别加入凝血活酶溶液、硫酸钡吸附血浆及 0.025 mol/L 氯化钙溶液各 100 μl，混匀。

③ 于上述混合物中加入被检血清 100 μl，记录凝固时间。

(3) 参考值：大于 20 秒。

六、抗凝及纤溶系统的检查

1. 抗凝血酶活性测定(AT—Ⅲ，发色底物法)

(1) 原理：定量(过量)的凝血酶($FⅡ_a$)加入待测血浆中，与待检血浆中的 AT—Ⅲ形成 1∶1 复合物，剩余的凝血酶作用于发色底物释放出对硝基苯胺(PNA)，PNA 在波长 405 nm 处有强吸收峰，PNA 显色的深浅与剩余的凝血酶呈正相关，与 AT—Ⅲ活性呈负相关。

(2) 操作

① 血标本采集：静脉采血，置于 0.109 mol/L 枸橼酸钠 1∶9 抗凝的塑料试管或硅化玻璃管中，3 000 r/分钟离心 10 分钟，收集血浆。储存于 4℃可保存 12 小时，−20℃可保存 1 个月。

② AT—Ⅲ活性标准曲线制备：标准曲线是将标准血浆用缓冲液稀释 20 倍，设定此时 AT—Ⅲ活性为 200%。

③ 将待测血浆用缓冲液作 40 倍稀释。取 100 μl 加到 ELISA 反应板的其余孔中。

④ 取 50 μl 凝血酶应用液加到有标准血浆和待测血浆的孔中，振荡混匀，37℃湿盒中保湿 30 分钟。

⑤ 取 50 μl 发色底物，加入有标准血浆和待测血浆的孔中，混匀，室温放置(具体时间由实验室根据温度条件而定)。

⑥ 加 30 μl 终止液终止反应，以空白孔调零，在酶联仪上测定各孔 A_{405} 值。

⑦ 数据处理：以 A_{405} 对标准血浆 AT—Ⅲ活性在普通坐标纸上作标准曲线，待测血浆 AT—Ⅲ活性可从标准曲线上查出。

(3) 参考值：108.5% ±5.3%

2. 蛋白 C 活性测定(PC∶A，发色底物法)

(1) 原理：过量激活剂加入到待测稀释人血浆中，激活蛋白质 C(PC)形成 APC，APC 水解发色底物(chromozym P)释放出对硝基苯胺(PNA)，PNA 在波长 405 nm 处有强吸收峰，PNA 显色的深浅与 PC 活性成正比。

(2) 操作

① 正常混合血浆用缓冲液稀释成原液、80%、60%、40%、20%、10% 浓度。

② 待测标本用生理盐水作 1∶2 稀释。

③ 将 6 个不同稀释度的正常混合血浆及已稀释待测标本各 25 μl 分别加入 ELISA 反应板孔中，空白孔加入 25 μl 缓冲液。

④ 各孔加入激活液 100 μl，混匀，置 37℃水浴中温育 8 分钟。

⑤ 各孔加发色底物 100 μl，混匀，置 37℃水浴中温育 10 分钟，使其充分显色。

⑥ 各孔加冰醋酸 50 μl 终止反应，以空白孔调零，酶联仪 405 nm 读出各孔的吸光度 *A* 值。

⑦ 以正常人混合血浆的各稀释孔 *A* 值为纵坐标，相应 PC∶A 含量为横坐标作出标准曲线。待测标本查标准曲线所得 PC∶A 乘以 2 即为该待测标本 PC∶A 值。

(3) 参考值：60%～140%。

3. 凝血酶-抗凝血酶复合物(TAT)测定(ELISA 法)

(1) 原理：兔抗人凝血酶包被于固相，待测血浆中的凝血酶-抗凝血酶Ⅲ复合物(TAT)以其凝血酶与固相上的 AT－Ⅲ结合，然后加入酶标记的抗 AT－Ⅲ。其中抗 AT－Ⅲ再与结合于固相的 TAT 结合，并与底物显色。与标准 TAT 比较，计算出 TAT 的含量。

(2) 参考值：(1.45±0.4)μg/L。

4. 血浆鱼精蛋白副凝固时间试验(3P 试验)

(1) 原理：受检血浆中加入鱼精蛋白溶液，如果血浆中存在可溶性纤维蛋白单体—纤维蛋白降解产物复合物，则鱼精蛋白使其解离释出纤维蛋白单体。纤维蛋白单体自行聚合成肉眼可见的纤维状物，为阳性反应。

(2) 操作

① 加 0.5 ml 贫血小板的枸橼酸钠抗凝血浆于试管中。

② 置于 37℃水浴 3 分钟。

③ 加 10 g/L 鱼精蛋白溶液 0.05 ml，混匀，置于 37℃水浴 15 分钟，立即观察结果。

(3) 质量保证

① 抽血不顺利或与抗凝剂混合不及时发生了血液凝固，可造成假阳性。

② 严重贫血、红细胞比积降低及血浆过多，可适当增加枸橼酸钠量，以免出现假阳性。

③ 试验温度必须恒定于 37℃，低温可使纤维蛋白原沉淀。

④ 草酸盐、肝素及 EDTA 都不能作为本试验的抗凝剂。因纤维蛋白增高时能在草酸盐血浆中出现沉淀，干扰反应；肝素能与鱼精蛋白形成稳定的盐而使其失去活性。

5. D-二聚体测定(D-dimer，乳胶凝集法)

D-二聚体是交联型纤维蛋白经纤溶酶作用后的终末产物。D-二聚体是体内血浆凝血因子活化和纤维蛋白溶解系统作用启动的首选分子标志物。采用乳胶凝集法检测。

(1) 原理:乳胶凝集法 抗D-二聚体单克隆抗体包被于乳胶颗粒上,与受检血浆中存在的D-二聚体产生可见的凝集反应。

(2) 参考值:阴性或<0.25 mg/L。

(郭新荣 许文荣)

第四章　输血(血库)

第一节　输血(血库)基础理论

一、红细胞血型系统

1900年，维也纳大学的 Landsteiner 研究发现了 ABO 血型系统。此后 Landsteiner 又发现了 MN 血型系统、P 血型系统、Rh 血型系统等。迄今，人类已发现了 23 个红细胞血型系统，有 500 多种红细胞血型。

1. ABO 血型及分类

ABO 血型系统是临床输血安全中最重要的血型系统。A 型人红细胞上有 A 抗原，血清中有抗 B 抗体；B 型人红细胞上有 B 抗原；血清中有抗 A 抗体、O 型人红细胞上没有 A 抗原和 B 抗原，只有 H 抗原，血清中有抗 A、抗 B 抗体；AB 型人红细胞上有 A 抗原和 B 抗原，血清中没有抗 A 和抗 B 抗体(详见表 4-1)。

表 4-1　ABO 血型分类

血　型	红细胞上的抗原	血清中的抗体
A	A	抗 B
B	B	抗 A
O	无 A、B 抗原	抗 A、抗 B
AB	A、B	无抗 A、抗 B

ABO 血型基因位于第 9 号染色体，ABO 基因产物是糖基转移酶，这些酶控制 ABO 血型抗原的生物合成。ABO 抗原的特异性取决于特异性糖链末端 3 个糖基的结构。当特异性糖链终末端的半乳糖上仅连结一个岩藻糖时，则产生 H 的抗原活性，如除岩藻糖外，还连结 N-乙酰半乳糖胺时就产生 A 抗原活性，如果连结的 N-乙酰半乳糖胺换成半乳糖时就产生 B 抗原活性，A 和 B 抗原活性的糖基均是连在半乳糖上。

* 国际输血协会(The International Society of Blood Transfusion，ISBT)命名 ABO 血型系统为 ABO(符号)和 001(数字)，已确定的 ABO 血型抗原为 A、B、AB 和 A1，分别表示

为 ABO1、ABO2、ABO3 和 ABO4 或 001001、001002、001003 和 001004。

2. Rh 血型

Rh 血型系统有 D、C、c、E、e 等 5 种主要抗原，D 抗原的抗原性最强，D 抗原阴性的个体接受输血或妊娠接触 D 抗原后，50%～75%人会产生抗 D 抗体。对 D 抗原阴性的受血者来说，此抗体可造成输入的 Rh 阳性红细胞破坏，导致严重的输血反应；对 D 抗原阴性的母亲而言，此抗体可通过胎盘进入胎儿体内，破坏胎儿的 D 抗原阳性红细胞，导致胎儿溶血病。

弱 D(及不完全 D)型红细胞带有 D 抗原，但仅能被某些抗 D 血清凝集，而不被其他一些抗 D 血清凝集。弱 D 的人接受 D 阳性的血液输入可产生抗 D 抗体，故弱 D 的受者应作为 D 抗原阴性看待，接受 D 抗原阴性血。且弱 D 血液应作为 D 抗原阳性血液，不能给 D 阴性的患者输注。除抗 D 外，常见的 Rh 抗体还有抗 E、抗 C、抗 e 和抗 c 等。

* ISBT 命名 Rh 血型系统为 RH(符号)和 004(数字)。现已确定的 Rh 血型抗原有 46 个，其中 D、C、E、c、e 抗原分别表示为 RH1、RH2、RH3、RH4、RH5 或 004001、004002、004003、004004 和 004005。

3. 红细胞其他血型系统

除 ABO 和 Rh 血型系统外，人类红细胞上还可检出其他很多血型抗原，存在其他血型系统，如：MN 血型系统、P 血型系统、Lewis 血型系统等。

二、HLA 血型系统

人类白细胞抗原的英文全名为 human leukocyte antigen (HLA)。1958 年，Dausset 发现了第一个白细胞抗原；至 2002 年，正式命名的 HLA 等位基因数目已达 1546 个。

HLA 常用的分型技术包括：微量淋巴细胞毒试验(血清学)、PCR-序列特异性引物、PCR-序列特异性寡核苷酸探针等。

* HLA 血清学分型命名主要原则

① 先写出 HLA；② 以大写字母 A、B、C、DR、DQ、DP 表示位座，HLA 与位座之间以"—"相连；③ 每一位座上的血清学特异性以 1、2、3 等数字表示；④ HLA-C 的特异性书写为 Cw，以避免与补体组分命名相混；⑤ 有些抗原可以进一步裂解，如 HLA-A10 可裂解为 A25 与 A26，裂解前称宽特异性，裂解后称窄特异性。

三、血小板血型系统

血小板表面具有复杂的血型抗原，这些抗原通常可分为两类：一类是与其他细胞共有的抗原，称为血小板相关抗原，如小板表面存在 ABO、Lewis 和 P 等血型系统抗原，血小板上还存在 HLA-A、HLA-B、HLA-C 等 HLA Ⅰ 类抗原。另一类抗原为血小板特有，称为血小板特异性抗原，构成血小板膜结构中的一部分。

* 最早为人们所认识的血小板抗原 Zw^a(HPA-1a)，是由 Von Loghem 等人于 1959

年在一位输血后紫癜病人体内发现的。而后又陆续报道发现了 20 多种血小板抗原。由于血小板抗原名称混乱、重复，为了避免混淆，1990 年国际血液学标准化委员会、国际输血学会血小板血清学研讨会提出了人类血小板抗原(human platelet antigen，HPA)系统命名法，在系统前冠以人类血小板抗原英文缩写 HPA，迄今血小板命名委员会正式命名了 22 个血小板抗原。

（孟　钵　夏永祥）

第二节　输血(血库)基本知识

一、全血输注与成分输血

(一) 全血

全血是从人身体中直接采集并且混合了一定比例抗凝剂的血液。是由血细胞(红细胞、白细胞及血小板)及血浆(内含凝血因子、免疫球蛋白、白蛋白等)组成。输注时起到补充红细胞、稳定凝血因子的作用和容量扩充作用，主要适用于严重急性失血、体外循环和换血治疗。但输注全血也存在以下缺点：① 全血中含有白细胞、血小板和血浆蛋白，可以使受血者产生抗体，再输血时，可发生输血反应。② 由于血浆存在，全血容量较大，对老年人和儿童可引起循环超负荷，发生心力衰竭。③ 全血的血浆中可以含有较高浓度的枸橼酸钠、钾、氨和增塑剂等，易发生代谢性碱中毒。因此，目前成分输血已基本取代了传统的全血输血。

(二) 成分输血

成分输血就是将血液中的各种有效成分用物理或化学的方法分离出来，分别精制成高纯度和高浓度的制品，再根据患者的具体情况，选择性地输入所需要的某些成分。

1. 红细胞输注

(1) 浓缩红细胞：也称为压积红细胞或少浆血，是血液有形成分中最易制备的一种，已广泛应用于临床各科，以 0.70 L/L±0.05 L/L 压积的红细胞输用最为方便。其特点如下 ① 具有与全血同等量的红细胞，补充红细胞和提高机体携氧能力的作用与全血相同；② 由于分离去除了全血中的大部分血浆，比全血容量几乎减少一半以上，降低了输血引起循环负荷过重的风险；③ 分离去除血浆的同时，也将大部分全血保养液的枸橼酸等成分移出，同时同种凝集素含量也减少，尤其适用于肝肾疾病患者；④ 去白膜的浓缩红细胞、白细胞和血小板减少，可相应地减轻输血不良反应，降低白细胞、血小板输注无效性的发生率；⑤ 分离出的血浆可供临床输用或进一步制备血浆蛋白制品。

(2) 红细胞悬液:又名代浆血,是目前国内应用最普及的红细胞制品。红细胞悬液是全血离心并移除大部分(90%)血浆后,用代血浆(大多含羟乙基淀粉和葡萄糖)或晶体盐保存液等加入红细胞内代替移出的血浆。红细胞悬液是在制备浓缩红细胞的基础上添加了红细胞保养液,因此基本具备浓缩红细胞的所有特点,临床疗效及可能发生的不良反应也大致相同。其区别在于,红细胞悬液采用了专门针对红细胞保存而设计的添加液,红细胞在体外保存的效果更好。红细胞悬液在临床的适应范围广,多用于需要补充红细胞,提高血液携氧能力的患者。

(3) 少白细胞的红细胞:移去全血内的血浆和白膜或移除浓缩红细胞上面的白膜后的红细胞,又称去白膜的红细胞。这种制剂至少去除全血中 70% 的白细胞,留下的红细胞数要达到原有的 70%以上。去白膜法和洗涤法同时应用能除去绝大部分白细胞,过滤法也是常用的去白细胞方法。这种去白细胞红细胞制品,可起到预防 HLA 同种免疫、防止亲白细胞病毒(如 CMV,HLTV)感染、减少非溶血性发热反应等输血不良反应的作用。

(4) 洗涤红细胞:主要是采用生理盐水进行洗涤去除血浆等处理后制备的红细胞制品。国家规定的洗涤红细胞质量标准要求:红细胞回收率≥70%,白细胞清除率≥80%,血浆蛋白清除率≥98%,200 ml 全血制备的洗涤红细胞容量 125 ml±10%。因此洗涤红细胞适用于对血浆蛋白过敏、新生儿溶血病、预防非溶血性发热反应和缺乏同型血时进行不同型红细胞相容性输注等患者。

2. 白细胞输注

临床上输注白细胞主要指浓缩中性粒细胞,其制备方法主要利用离心、过滤、沉降等原理,但现在还不能制得纯的中性粒细胞,故白细胞制剂还有血浆、单核细胞、红细胞、血小板及血浆中其他物质。白细胞输注是对临床粒细胞缺乏并发严重感染的患者,在联合抗感染治疗无效的情况下,采用白细胞输注进行替代治疗,以期通过补充供者中性粒细胞达到控制感染的目的。随着临床预防、控制感染技术的发展和各种高效抗感染药物的增加,以及对输注白细胞所引起的严重输血不良反应认识的加深和对白细胞输注的指征掌握更严,白细胞输注在临床应用日益减少。

3. 血小板输注

主要是指对血小板减少或血小板功能异常的患者进行的血小板输注替代性治疗,以达到止血或预防出血的目的。根据血小板输注的目的不同,临床上又分为治疗性输注和预防性输注两类。在以往的临床输血研究和应用中,对血小板输注的重视程度仅次于红细胞。近年来,国内血小板输注在临床应用发展迅速，特别是单个供者的单采血小板制品。血小板制品主要有三种，即浓缩血小板、少白细胞的血小板及富含血小板的血浆，临床常用的是浓缩血小板。

4. 血浆输注　血浆是全血的液体部分，约占全血容积的55%～60%，其中含水910～920 g/L，溶质80～100 g/L。含有数百种组分，其中包括水分、蛋白质、非蛋白含氮化合物、糖类、脂类和无机物等，仅蛋白质类就有100多种，各有其独特的理化和生物学特性，均在体内发挥着不同的生理功能。

血浆制品主要有新鲜冰冻血浆(FFP)，即新鲜全血离心后分出血浆并于采血后6小时内冻成固体；普通冰冻血浆(FP)，是指制备冰冻血浆时间不限于采血后6小时内。其主要区别是FFP中保存了不稳定的凝血因子Ⅴ、Ⅷ的活性。液体血浆、混合冻干血浆及冷上清(制备冷沉淀后的血浆上清液)已经很少在临床应用。血浆主要用于分离制备各种高纯度的血浆蛋白制品(包括各种浓缩凝血因子制品)，一般不主张直接用于临床输注，但目前国内血浆在临床的应用还较普遍。

5. 其他成分

(1) 冷沉淀输注：是新鲜冰冻血浆(FFP)在低温(约2～4℃)解冻后沉淀的白色絮状物，是FFP的部分凝血因子浓集制品，主要含有Ⅷ因子、von Willebrand因子(vWF)、因子Ⅰ(纤维蛋白原)、因子ⅩⅢ(纤维蛋白原稳定因子)和纤维连结蛋白。由于目前国内各种浓缩凝血因子蛋白制品并不能完全满足临床需求，冷沉淀在临床应用还较普遍。

(2) 血浆蛋白制品的输注：血浆蛋白制品有数十种，目前国内常用的有白蛋白、免疫球蛋白、纤维蛋白原浓缩剂、因子Ⅷ浓缩剂、凝血酶原复合物、因子Ⅸ浓缩剂、纤维蛋白原和抗凝血酶Ⅲ浓缩剂等。不同厂家生产的血浆蛋白制品有其特殊性，在使用前应详细阅读产品说明书。

二、输血的不良反应

(一) 发热性非溶血性输血反应

1. 致热原所致的发热反应

发热反应是输血最常见的一种不良反应。致热原包括任何可以引起发热反应的物质，例如蛋白质、死亡细菌及细菌产物。一般来讲，这种发热反应发生在输血快结束时或刚结束时。引起这类输血反应的病原因子的数量和反应的程度相关，约5%～10%患者的反应出现在输血后1～2小时。当患者连续接受多次输血时，可能因多次输血累积起来的作用引起输血反应。预防这类发热反应的措施，主要是采用无热源技术配制抗凝剂或保存液，配备合格的采血和输血器具。

2. HLA抗体引起的发热反应

发热性非溶血性输血反应多数是由于 HLA 抗体引起的，特别是多次输血的病人，容易产生 HLA 抗体。HLA 抗体引起的发热性非溶血性输血反应表现为头晕、面红、恶心、寒战等，体温可达 39℃以上，严重者可并发肺部综合征。输注 HLA 相合血液、输注去除白细胞的血液，可避免 HLA 抗体引起的非溶血性输血反应。血小板上有 HLA Ⅰ类抗原，反复输注血小板的患者，所产生的 HLA 的抗体，也可导致血小板输注无效。

（二）溶血性输血反应

溶血性输血反应是输血后红细胞受到破坏而引起的一系列反应。按发生的时间可分为急性溶血性输血反应和迟发性溶血性输血反应。急性溶血性输血反应指输血当时和输血后 24 小时内发生的反应；迟发性溶血性输血反应，可在输血后几天、十几天或几十天后发生。

1. 急性溶血性输血反应

此种输血反应可以是免疫性的，也可以是非免疫性的。免疫性的溶血性输血反应在大多数情况下是输入 ABO 血型不配合的红细胞，在血管内被受血者的抗 A 或抗 B 抗体破坏所致，主要由于错定血型等人为错误造成。非免疫性的溶血性输血反应少见，包括低渗液体输注、冰冻或过热破坏红细胞等。急性溶血性输血反应的临床表现很不一致，轻者类似发热反应，恢复顺利，严重者迅速死亡。反应的程度和发病时间与输入血量有关。通常在输血初期，输入数十毫升后发病。反应后的第一次尿（或导尿）的检查很重要，可以出现血红蛋白尿，但阴性结果不能排除溶血性反应的可能性。黄疸在反应后 1 天出现，数天内消退。血浆胆红素可以升高。肾衰竭和尿毒症常于反应后 1～2 周更为明显，最后病人可昏迷，渐至死亡。

2. 迟发性溶血性输血反应

这种类型的输血反应主要属于血管外溶血，可分为原发性和继发性两种。原发性少见，较轻微，是输入不配合红细胞刺激受血者产生原发性同种免疫的结果。继发性最常见，是患者在几个月或几年前输血或妊娠被免疫的基础上，经过这次输血刺激后，产生继发性或回忆性抗体，溶解输入的红细胞的结果。能引起迟发性溶血性输血反应的同种抗体的种类很多，包括 ABO 系统的抗 A、抗 B、抗 AB，Rh 系统的全部抗体等。

（三）其他输血不良反应

1. 大量输血引起的不良反应

大量输血的定义为 24 小时内输入血液等于或超过患者自身的血容量。但也有人提出不同的定义，如在 12 小时内输血量达到或超过受者自身血容量，或在 3 小时内输血量达到或超过患者一半血容量等。由于大量输入保存的血液，大量抗凝剂成分枸橼酸盐进入患者血循环，其和钙离子螯合可能引起低血钙。库血中钾离子随保存期延长从红细胞内流出，大量钾离子输入可能影响患者的钾一钠平衡。另外，大量输入保存血可能因稀释作用而使患者血小板计数和凝血因子水平降低。

2. 循环超负荷

此种输血反应是输血过快，超过患者的正常血容量所致，多半发生在年老心功能不全的患者、慢性贫血患者以及儿童患者，或抢救休克经两条静脉快速输血、输液，或快速输注高浓度蛋白时，患者可因发生肺水肿和充血性心力衰竭而死亡。

（四）血小板血型抗原的临床意义及相关疾病

1. 新生儿同种免疫性血小板减少性紫癜

孕妇怀孕过程中，由于母体与胎儿的血小板血型不合，母亲产生了同种抗体，该抗体通过胎盘进入胎儿体内，与胎儿血小板反应，引起胎儿血小板的破坏，导致胎儿、新生儿的血小板减少。发病的胎儿、新生儿可出现内脏出血等，婴儿出生时会出现淤点和淤斑或出生时正常，但2～3天后出现血小板减少症状，死亡率较高。

2. 输血后紫癜

该病主要是因为前次妊娠或输血后产生的同种免疫反应所致，患者大多数为女性，有输血史或妊娠史，患者通常在输血后1周左右，出现突发性血小板减少和紫癜。主要表现为淤点、淤斑和黏膜出血等症状，严重者发生内脏及颅内出血。

3. 血小板输注无效

因反复输注血小板后，受者体内产生了血小板同种抗体。当再次输入血小板时，引起血小板抗原抗体免疫反应，输入的血小板被破坏，导致血小板输注无效。

4. 被动免疫血小板减少性紫癜

供血者体内含有因免疫而产生的血小板特异性同种抗体，患者输入此类供血者血液后，自身血小板会与这类抗体发生免疫反应，导致血小板减少。

三、输血传播的疾病

经输血传播的疾病主要包括 乙型肝炎、丙型肝炎、丁型肝炎、戊型肝炎、庚型肝炎、艾滋病、成人T淋巴细胞白血病、梅毒、疟疾、巨细胞病毒感染、弓形体病等。

四、输血安全的注意事项

由于目前还不能做到绝对确保血液安全，还存在输血传播相关传染病的危险，因此，必须强调临床合理输血，掌握输血的原则、输血的适应证与禁忌证等要点，让输血起到应有的作用。

（一）必须遵守输血的原则

可输可不输的坚决不输，做到只给真正需要输血的病人输血，避免一切不必要的输血，从而减少病人经输血感染病毒的风险。尽可能应用成分输血，成分输血可以做到一血多用，减少由于输入不需要的成分而造成的不良反应。

（二）严格掌握输血的适应证

这些适应证是：血容量减少，维持有效循环血量；运氧能力不足，改善氧气输送功能；胶体渗透压不足，补充血浆蛋白；血小板及凝血因子缺乏；细胞或体液免疫力缺乏等。

（三）输血的禁忌证

对急性肺水肿、肺栓塞、充血性心力衰竭、恶性高血压、真性红细胞增多症等，应禁止输血。肾功能不全的病人输血也应慎重。

（四）血型鉴定与交叉配血应注意的问题

输血前血型鉴定、抗体筛选及交叉配血对提高输血的安全性具有互补作用，缺一不可。其目的是使输入的血液成分有效存活，而且不会引起受血者的红细胞发生破坏。在检验医学中没有几项检验能像输血前检验一样，临床医生完全依赖其结果的正确性。然而，在输血前检验实施过程中，每一个环节均有可能发生差错，稍有疏忽将导致不良后果。众所周知，给患者输入不相容的血液会引起急性或迟发性溶血性输血反应。前者多由 ABO 血型不相容输血引起，人为差错是其主要原因；后者多由 ABO 以外血型不相容输血所致，Rh 血型系统不相同最为常见，临床上极易漏诊，输血前检验不规范是其主要原因。我国 1997 年制定了《中国输血技术操作规程》，对输血前检查所要遵循的原则做了明确的规定。

1. 输血前免疫血液学等检查的主要内容

(1) 患者的病史和标本等的检查，核对及处理。

(2) 献血者和患者的 ABO 正反定型和 Rh0(D)定型。

(3) 红细胞不规则抗体筛选、特异性鉴定。

(4) 交叉配合试验。每次输血前试验所用的血样只能在输血前 48 小时内抽取。

2. ABO 定型和定型试验中的常见问题

(1) ABO 亚型：红细胞上的 A 或 B 抗原很弱，只作正定型时可导致血型误定。

(2) 抗 A、抗 B 定型质量低，对弱的 A 或 B 抗原漏检(假阴性)。

(3) 受检血清中存在不规则抗体。

(4) 红细胞多凝集现象。

(5) 某些疾病，如低丙种球蛋白血症等，导致反定型时血清中抗体漏检(假阴性)。

3. 在完成各项输血前的血液免疫学检查并找到相配合的血液后，试验者必须写清楚受血者的姓名、床号、标本号、ABO及Rh血型、献血员姓名、编号、交叉配血试验结果、发出血液内容的名称、日期和时间，反复核对输血申请单和血液的标签，正确无误后签名，将血液或血液制品及时发出。

4. 输血前检查是一项具有高度责任性和技术性的工作，实验者必须严格遵守制定的各项技术标准，做好标本的接受、核对工作。熟练和灵活应用现代血清学试验的原理和技术，对所得的试验结果能给予全面、细致地观察和分析，这样才能使患者的输血风险降到最低，才能使输血前检查成为患者安全输血治疗的保障。

(夏永祥　孟　钵)

第三节　输血(血库)基本技术

一、ABO血型鉴定

利用红细胞凝集试验，通过正、反定型准确鉴定ABO血型。所谓正定型，是用已知抗A和抗B分型血清来测定红细胞上有无相应的A抗原和(或)B抗原；所谓反定型，是用已知A细胞和B细胞来测定血清中有无相应的抗A和(或)抗B抗体。

二、常用ABO血型鉴定的方法

(一) 试管法

1. 取洁净小试管3支，分别标明抗A、抗B和抗A+抗B，用滴管分别加抗A、抗B和抗A+B分型血清各1滴于试管底部，再以滴管分别加入受检者5%红细胞盐水悬液1滴，混合。

2. 另取洁净小试管3支，分别标明A、B和O细胞。用滴管分别加入受检者血清1滴于试管底部，再以滴管加入A、B和O型5%红细胞悬液1滴，混合。

3. 立即以1000 rpm离心1分钟。

4. 将试管轻轻摇动，使沉于管底的红细胞浮起，先以肉眼观察有无凝集(或溶血)现象。如肉眼不见凝集，应将反应物倒于玻片上，再以低倍镜检查。

5. 观察结果时既要看有无凝集，更要注意凝集强度，此有助于A、B亚型的发现。

6. 凝集强度判断标准

4+:红细胞凝集成一大块,血清清晰透明。

3+:红细胞凝集成数小块,血清尚清晰。

2+:红细胞凝块分散成许多小块,见到游离红细胞。

1+:肉眼可见大颗粒,周围有较多游离红细胞。

±:镜下可见数个红细胞凝集在一起,周围有很多游离红细胞。

MF:即混合凝集外观(mixed field),指镜下可见少数红细胞凝集,而绝大多数红细胞仍呈分散分布。

一:表示阴性,镜下未见凝集,红细胞均匀分布。

7. 报告受检者红细胞 ABO 血型,按表 4-2 形式报告。

表 4-2　ABO 血型正反定型结果

分型血清+受检者红细胞			受检者血型	受检者血清+试剂红细胞		
抗 A	抗 B	抗 A+抗 B		A 细胞	B 细胞	O 细胞
+	−	+	A	−	+	−
−	+	+	B	+	−	−
−	−	−	O	+	+	−
+	+	+	AB	−	−	−

注:+为凝集,一为不凝集。

(二) 玻片

1. 取清洁玻片 1 张(或白瓷板 1 块),用蜡笔划成方格,标明抗 A、抗 B 和抗 A+抗 B,分别用滴管滴加抗 A、抗 B 和抗 A+抗 B 分型血清 1 滴于标明的方格内,再各加受检者 2%红细胞悬液 1 滴,混合。

2. 另取洁净玻片 1 张(或白瓷板 1 块),用蜡笔划成方格,标明 A 细胞、B 细胞和 O 细胞,用滴管各加受检者血清 1 滴,再分别用滴管滴加 A、B 和 O 型红细胞悬液 1 滴。

3. 将玻片(或白瓷板)不断轻轻转动,使血清与细胞充分混匀,连续约 15 分钟,以肉眼观察有无凝集(或溶血)反应。如以玻片做试验时,也可用低倍镜观察检查。

三、Rh 血型鉴定

Rh 血型系统内有 46 种不同的抗原,D 抗原最为重要。根据红细胞上 D 抗原的有无,可将红细胞分为 Rh 阳性或 Rh 阴性。

(一) 常用 Rh 血型鉴定的方法

Rh 抗血清常用的为 IgG 抗 D、抗 C、抗 E、抗 c、抗 e。其效价标准大致如下:抗D不低于64、抗E不低于16、抗C不低于16、抗c不低于16。

1. 取小试管5支,写明标记,分别加上述5种抗血清1滴,再加5%受检者红细胞盐水悬液及10 g/L木瓜酶试剂各1滴混匀。置37℃水浴中30分钟,以肉眼观察凝集反应。

2. 设阳性和阴性对照管,分别加入IgG抗D血清1滴,阳性对照管加Rh阳性红细胞,阴性对照加Rh阴性红细胞各1滴,再加10 g/L木瓜酶溶液1滴,置37℃水浴中30分钟,肉眼观察反应结果。

3. 如阳性对照管凝集,阴性对照不凝集,受检者凝集,即表示受检红细胞上有相应抗原;受检者不凝集,即表示受检红细胞上没有相应抗原。

(二) 盐水法

现在也可以采用盐水法进行Rh抗原的检测,市场上供应的盐水反应性的Rh定型血清有两种类型:一种是用含有IgM抗体的血清制成,另一种是用化学改性的IgG抗体制成。

四、交叉配血试验

(一) 盐水介质配血法

盐水介质配血法是目前最常用的配血方法,可以发现临床上最重要的ABO不配合性。当受血者和供血者细胞经混合并离心后,如有ABO不配合问题,就会很快显示出来,所以常称为"立即离心"(immediate spin)配血试验。

按标记主侧管放受血者血清1滴,加供血者红细胞悬液1滴。次侧管放供血者血清1滴,加受血者红细胞悬液1滴。混匀,以1 000 rpm离心1分钟,轻轻侧动试管,观察结果。冬季室温较低,应将试管保温,以防冷凝集素引起的凝集反应。

ABO同型配血结果判断,主侧和次侧均无溶血及凝集表示无输血禁忌,可以输血。如急需输血但一时无同型血液,作异型配血时(指O型血输给A、B或AB型,或A、B型血输给AB型时),主侧无溶血及凝集,但次侧必然有凝集或溶血。故实际上不必再做次侧交叉配血试验,如发现次侧无凝集,应进一步分析原因。如因故急需进行异型输血,应检查供血者血清中抗A(B)效价,如效价小于200、无溶血者,可给予少量输血。

(二) 酶技术配血法

国内常用木瓜酶或菠萝蛋白酶。本法敏感性高,对Rh血型抗体的检出尤为显著,操作简便,试剂也容易购到,故一般实验室均应建立。

1. 取洁净试管2支,标明主侧和次侧。主侧加受血者血清和供血者2%红细胞盐水悬液各1滴,次侧加供血者血清和受血者2%红细胞盐水悬液1滴,二管各加10 g/L木瓜酶(或菠萝蛋白酶)溶液1滴。

2. 混合,置37℃水浴1小时,轻轻转动试管,观察结果,两管均无凝集,表示无输血禁忌。

3. 阳性对照　已知 IgG 抗 D 血清 1 滴加 2%D 阳性红细胞悬液 1 滴，再加酶液 1 滴。阴性对照：AB 型血清 1 滴加 2%D 阳性红细胞悬液 1 滴，再加酶液 1 滴，同时进行试验。

（三）抗球蛋白配血法

抗球蛋白配血法是检查不完全抗体最可靠的方法，缺点是试剂供应较少，价格较贵，操作步骤较繁，适用于特殊需要的情况。

1. 取试管 2 支，分别标明主侧和次侧，主侧管加受血者血清 2 滴和供血者 5%红细胞盐水悬液 1 滴；次侧管加供血者血清 2 滴和受血者 5%红细胞悬液 1 滴。

2. 混合，置 37℃水浴致敏 1 小时，取出后用盐水离心洗涤红细胞 3 次，倾去上清液。

3. 加最适稀释度抗球蛋白血清 1 滴，混匀，1 000 rpm 离心 1 分钟，观察结果。

4. ① 阳性对照：5%不完全抗 D 致敏的 Rh 阳性红细胞悬液 1 滴，加抗球蛋白血清 1 滴。② 阴性对照：5%O 型红细胞悬液 1 滴，加抗球蛋白血清 1 滴。③ 盐水对照：1 管供血者 5%红细胞盐水悬液 1 滴加生理盐水 1 滴；另 1 管受血者 5%红细胞盐水悬液 1 滴加生理盐水 1 滴。

5. 结果判定：如阳性对照管凝集，阴性对照管、盐水对照管不凝集，主侧、次侧配血管都不凝集，表示无输血禁忌。

（四）凝聚胺法

红细胞表面带有大量的负电荷，以避免其产生自发性聚集，当红细胞悬浮在电解质溶液时，阳离子会被红细胞的负电荷所吸引，此时红细胞则被扩散的双层离子云所围绕，而形成 Zeta 电位，Zeta 电位决定红细胞之间的排斥作用。

利用低离子介质(LIM)与凝聚胺(Polybrene)介质混合试剂作为双重介质对被检红细胞作用，首先减少红细胞周围的阳离子云，以促进红细胞与血清(血浆)中的抗体结合。然后通过凝聚胺(Polybrene)中的高价阳离子多聚物的作用，中和红细胞表面带有的负电荷，使红细胞 Zeta 电位降低，缩短红细胞之间的距离，使红细胞产生非特异性的凝聚。

最后，加入重悬液(Resuspending)，使正常的红细胞非特异性凝集散开，试验结果为阴性；但如果红细胞被相应的抗体致敏，则会被凝聚胺凝结，凝集就不会散开，试验结果为阳性。

（五）卡式凝胶法

卡式凝胶法是近来逐渐兴起的一项免疫检测新方法。该法是凝胶柱与以上各种检测法相结合的产物。其基本原理是：利用生物化学凝胶过滤技术和免疫学抗原抗体反应相结合，通过调节凝胶的浓度来控制凝胶间隙的大小。使其间隙只能允许游离的红细胞通过，从而使游离红细胞与聚集红细胞分离。如果通过离心红细胞沉积在凝胶管底部，则表明红细胞未发生凝聚凝集，是阴性反应，若红细胞聚集在凝胶管上部，则表明红细胞发生凝集，是阳性反应。凝胶中已经加入了抗人球蛋白及各类血型抗体，从而简化了操作过程，只需要加入样本即可。

（夏永祥　孟　钵）

第五章　临床生物化学

第一节　临床生物化学基础理论

一、糖

（一）概念及分类

糖类又称碳水化合物，是多羟基醛或多羟基酮、或者水解后可产生多羟基醛或多羟基酮的化合物。糖类可分为单糖、寡糖和多糖三类。人体内主要的单糖和多糖分别为葡萄糖和糖原，常见的寡糖为双糖，如麦芽糖、蔗糖、乳糖等。葡萄糖属于己醛糖，分布于全身的体液和细胞中，糖原主要存在于细胞（肝脏、肌肉）内，是葡萄糖的储存形式。

人类所需能量的50％～70％来自糖，因此提供能量是糖类最主要的生理功能。糖类也是构成机体结构物质的重要成分，蛋白聚糖和糖蛋白构成结缔组织、软骨和骨的基质。糖蛋白和糖脂是细胞膜的构成成分。体内还有一些特殊生理功能的糖蛋白，如激素、酶、免疫球蛋白、血型物质、血浆蛋白等。

（二）糖的消化吸收和分解代谢

食物中糖可在口腔和小肠上部肠腔内被唾液及胰 α-淀粉酶水解成二糖或相对分子质量较小的寡糖，由于食物在口腔内停留时间较短，所以该作用主要在小肠内进行。肠黏膜上皮细胞内含有丰富的水解二糖和寡糖的酶，可将其水解成葡萄糖而吸收。食物中的蔗糖可被小肠黏膜上的蔗糖酶水解为葡萄糖和果糖，乳糖可被乳糖酶水解为葡萄糖和半乳糖。被小肠黏膜吸收入血的单糖主要是葡萄糖，少量的果糖和半乳糖被吸收后，肠黏膜上皮细胞或肝脏几乎全部将其转变为葡萄糖，所以体内的糖代谢主要是葡萄糖的代谢。

葡萄糖在细胞内首先生成磷酸己糖，在酶的催化下生成 2 分子磷酸三糖，再转变成丙酮酸，如在缺氧的情况下，丙酮酸在乳酸脱氢酶（LDH）催化下生成乳酸，该过程称为糖酵解。糖酵解过程在细胞质中进行。糖酵解产生的能量较少，但当肌肉剧烈活动时，急需大量能量又供应不足时，糖酵解加强，释放少量能量以应急需。红细胞没有线粒体，完全依赖糖酵解供能。

在氧供应充足时，丙酮酸进入线粒体氧化成乙酰辅酶 A，再与一分子乙酰乙酸缩合成柠檬酸，进入三羧酸循环，最终彻底氧化成 CO_2 和水，并提供大量能量。这一过程称为糖的有氧氧化，能释放较多的能量。三羧酸循环也是糖、脂肪和蛋白质在体内彻底氧化的共同代谢途径。糖酵解和糖的有氧氧化是糖分解代谢的最主要途径。

一些非糖物质如乳酸、丙酮酸、甘油和生糖氨基酸在某些酶的催化下也可转变为葡萄糖或糖原，此过程称为糖异生作用。在饥饿时主要由糖异生作用维持血糖浓度。

（三）血糖及其调节

血糖指血液中的葡萄糖，正常情况下血糖水平相当恒定。血糖的来源为肠道吸收、肝糖原分解或肝内糖异生生成的葡萄糖释入血液内。血糖的去路为各组织的分解代谢获取能量，在肝、肌肉等组织转变为糖原，或转变为非糖物质或其他的糖（如核糖等），在某些情况下血糖浓度超过肾糖阈时，可从尿中排出过多的糖。

正常情况下，血糖的来源和去路之所以能够处于动态平衡状态，是因为机体有神经、激素及肝、肾等器官调节的机制，其中激素的调节最为重要。参与血糖调节的激素主要有胰岛素、胰高血糖素、肾上腺素、肾上腺皮质激素、生长素和甲状腺素。胰岛素是体内唯一的降低血糖的激素，也是唯一同时促进糖原、脂肪、蛋白质合成的激素。胰岛素由胰腺胰岛的β-细胞合成，储存于β-细胞中的是由84个氨基酸残基构成的单条多肽链，称为胰岛素原，在分泌前由蛋白酶切除一段长33个氨基酸残基的C肽，剩余部分即为胰岛素，由51个氨基酸残基组成。胰岛素可促使葡萄糖进入细胞内，加速糖原合成，抑制糖原分解，加快糖的有氧氧化，减少糖异生等而降低血糖。胰高血糖素由胰岛的α-细胞分泌，具有与胰岛素相反的作用而使血糖升高。

二、脂类

（一）概念及分类

脂类是脂肪及类脂的总称，难溶于水而易溶于有机溶剂。脂肪是甘油的三个羟基与三个脂肪酸分子通过羧酸酯键生成的化合物，故又称三酰甘油或称甘油三酯，脂肪的生理功能是贮能与供能。类脂包括胆固醇、胆固醇酯、磷脂以及糖脂等，是细胞膜结构的重要成分，另外还有促进脂肪和脂溶性维生素吸收和转运，胆固醇还可在体内转变为多种类固醇激素、维生素 D_3 和胆汁酸。

体内脂肪酸的来源有二：一是机体自身合成，以脂肪的形式储存于脂肪组织中，需要时从脂肪动员。另一来源系由食物脂肪供给，特别是某些不饱和脂肪酸（如亚油酸、亚麻酸等），需从植物油吸取，它们是动物不可缺少的营养素，故称必需脂肪酸，必需脂肪酸是前列腺素、白三烯等生理活性物质的前体。

（二）脂肪的分解代谢

体内各组织细胞，除成熟红细胞外，几乎都有氧化利用脂肪及其代谢产物的能力。组织中脂肪经一系列酶催化作用，水解成甘油和脂肪酸。甘油可转变为丙酮酸，经糖的酵解或氧化过程逐步分解释放能量，也可循糖的异生过程转变为糖原。脂肪酸的分子具有一个长的碳氢链，在胞液中首先活化生成脂肪酰辅酶A，在酶的催化下经过脱氢、加水、再脱氢及硫解等四步连续反应，脂酰基断裂产生一分子乙酰辅酶A和一分子比原来少两个碳原子的脂肪酰辅酶A，该过程称为β-氧化作用。如此重复多次β-氧化作用，使一分子长链的脂肪酰辅酶A，分解成许多乙酰辅酶A分子，乙酰辅酶A进入三羧酸循环进一步氧化产能。

脂肪酸在心肌、骨骼肌等组织中彻底氧化生成 CO_2 和 H_2O，在肝脏中则氧化不完全而生成乙酰乙酸、β-羟丁酸和丙酮等中间产物，三者总称为酮体。肝脏虽含有生成酮体的酶系，但缺少利用酮体的酶。因此，在肝细胞线粒体内生成的酮体迅速透出肝细胞，经血液输送到肝外细胞（如心肌、骨骼肌、脑组织等）中氧化供能。酮体的输出是肝脏对外周组织供能的一种重要方式。但在某些情况下，如饥饿、糖尿病等，由于脂肪动员增加，肝内酮体的生成量超过了肝外组织利用能力，血中酮体堆积而引起酮血症，并可通过肾脏排出而出现酮尿，丙酮还可通过呼吸道呼出而使气体中有丙酮味。由于乙酰乙酸、β-羟丁酸都是酸性物质，血中酮体过多可引起代谢性酸中毒。

（三）胆固醇代谢

人体中胆固醇来自于食物或细胞自身合成。除脑组织外，几乎所有组织都能合成胆固醇。其中肝脏是合成胆固醇的主要场所，占70%～80%。胆固醇合成的主要原料是乙酰辅酶A。血中胆固醇有两种形式：和脂肪酸结合的称为胆固醇酯；未和脂肪酸结合的称为游离胆固醇。血浆脂蛋白分子中的卵磷脂-胆固醇酰基移换酶（LCAT）可催化胆固醇生成胆固醇酯。

胆固醇在体内不能彻底分解，除了与磷脂组成复合物以构成细胞的各种膜性结构外，主要转化为其他物质或直接排泄。胆固醇在肾上腺皮质或性腺中可转变为肾上腺皮质激素、性激素等类固醇激素；在肝脏、肠黏膜中可使胆固醇转变为7-脱氢胆固醇，输送到皮肤贮存，经紫外线照射再转变为维生素 D_3；肝脏中80%胆固醇可直接转化为胆汁酸，这是胆固醇在体内代谢的主要去路。胆汁酸分子具有亲水和疏水的两重性，可降低油水两相间的表面张力，因此可帮助脂类的消化吸收。进入小肠的胆汁酸大部分可重吸收入血液，经门静脉回到肝脏，再排入小肠，此即为胆汁酸的肠肝循环。此循环可将有限的胆汁酸反复利用，使之最大限度的发挥生理作用。

三、蛋白质

（一）组成与结构

蛋白质是含氮的大分子有机物，是生命的物质基础。蛋白质约占人体固体成分的45%。

蛋白质主要含有碳、氢、氧、氮等元素，大多数蛋白质的含氮量相接近，即100 g蛋白质中平均含氮16 g。大多数蛋白质含有少量的硫，有的含有磷，少数蛋白质中含有铁、铜、锌、锰、碘等。

蛋白质由20种不同的氨基酸组成。根据氨基酸侧链的性质可将氨基酸分为非极性氨基酸和极性氨基酸二大类。而后者又可分为中性氨基酸、酸性氨基酸与碱性氨基酸。机体不能自身合成、必须由饮食供给的氨基酸称为必需氨基酸，共有8种必需氨基酸，分别为苏氨酸、蛋氨酸（甲硫氨酸）、缬氨酸、苯丙氨酸、亮氨酸、异亮氨酸、色氨酸和赖氨酸。

在水溶液中氨基酸的氨基和羧基都可解离，因此氨基酸又称为两性电解质。如氨基酸在适当的pH溶液中，使带正电荷的氨基和带负电荷的羧基相等，呈电中性，此时溶液的pH为该氨基酸的等电点。

蛋白质分子的氨基酸通过肽键相连接，肽键是由一个氨基酸的α-氨基与另一个氨基酸的α-羧基缩合脱水而成。二个氨基酸缩合而成的化合物称二肽，多个氨基酸组成的肽链叫多肽。肽中的氨基酸已不是完整的氨基酸分子，故称氨基酸残基，如白蛋白由585个氨基酸残基组成。蛋白质的生物合成遵循中心法则在核蛋白体中完成。

蛋白质多肽链中氨基酸的排列顺序，称为蛋白质一级结构。蛋白质分子多肽链主链骨架有规律地盘绕和折叠所形成的空间构象称为蛋白质二级结构，最常见的二级结构有α-螺旋与β-折叠结构。在二级结构基础上由于侧链基团的相互作用，整条肽链进一步折叠和盘曲成球状分子形成的三维空间构象称为蛋白质的三级结构。有的蛋白质则由两条或两条以上具有三级结构的多肽键组成，这时每条具有三级结构多肽链就是蛋白质分子中的一个亚基，亚基与亚基间通过非共价键或其他化学键再连接而排列成的空间构象称为蛋白质的四级结构。

（二）氨基酸的一般代谢与氨代谢

食物中蛋白质经消化水解成氨基酸后，才被吸收入血。组织蛋白分解时，首先经酶的作用转变成氨基酸。氨基酸的分解代谢有脱氨基作用、脱羧基作用及个别氨基酸的特殊代谢，而最主要的反应是脱氨基作用。

氨基酸可以通过多种方式脱去氨基，例如氧化脱氨基、联合脱氨基及非氧化脱氨基等，以联合脱氨基最为重要。联合脱氨基过程是，氨基酸首先与α-酮戊二酸在转氨酶作用下生成α-酮酸和谷氨酸，然后谷氨酸经谷氨酸脱氢酶作用，脱去氨基而生成 α-酮戊二酸，后者再继续参加转氨基作用。体内大多数氨基酸可以参加转氨基作用，不同氨基酸与 α-酮酸之间的转氨基作用只能由专一的转氨酶催化，在各种转氨酶中以催化谷氨酸与 α-酮酸转氨基作用的酶最为重要，如丙氨酸氨基转移酶（ALT）和天冬氨酸氨基转移酶（AST），它们在体内广泛存在，但各组织中含量不等。

机体内代谢产生的氨，以及消化道吸收来的氨进入血液，形成血氨。体内的氨主要在肝脏通过鸟氨酸循环合成尿素而解毒。尿素是中性、无毒、水溶性很强的物质，由血液运输至肾，从尿中排出。当肝功能严重损伤时，尿素合成发生障碍，血氨浓度升高，称为高血氨症。氨进入脑组织可与 α-酮戊二酸生成谷氨酸或与谷氨酸生成谷氨酰胺，从而使脑细胞中 α-酮戊二酸减少，导致三羧酸循环减弱，引起大脑功能障碍，严重时发生昏迷。

四、酶

（一）酶的催化特性

酶是由活细胞产生起催化作用的一类蛋白质。酶的催化效率高，比一般催化剂高 1 000 000 倍以上。酶具有高度不稳定性，极易受高温等外界条件的影响。酶的催化具有高度特异性，一种酶只催化一种底物（或一类化合物），进行一种化学反应。可作用于一类化合物者称为相对专一性，仅作用于一种底物者称绝对专一性。有的底物的立体构型往往影响酶和底物的结合和催化，称为立体异构专一性。如乳酸脱氢酶（LDH）仅能催化 L 乳酸脱氢生成丙酮酸，而不能作用于 D 乳酸。

1961 年国际酶学委员会（EC）将酶分为 6 大类：氧化还原酶类、转移酶类、水解酶类、裂合酶类、异构酶类和合成酶类。每种酶都可用四个数字表示，第一个数字表示类别，第二为亚类，第三为亚亚类，第四为序数。如 γ-谷氨酰转移酶（GGT）的编号为 EC 2. 3. 2. 2，碱性磷酸酶（ALP）为 EC 3. 1. 3. 1。

（二）影响酶活力因素

酶催化反应的影响因素很多，主要有底物浓度、酶浓度、温度、pH、抑制剂和激活剂。

当底物浓度（$[S]$）较低时，反应速度（v）随底物浓度增加而急剧增加。随着底物浓度的逐渐增加，反应速度的增加则逐渐减慢。当底物浓度增大到一定程度时，反应速度则达到一极大值，此后即使再增加底物浓度，反应速度仍保持不变，即达到了最大反应速度（V_{max}）。米—曼氏根据大量实验证据，推导出一个能表明底物浓度与酶反应速度间定量关系的公式，称为米氏方程式：

$$v=\frac{V_{max}[S]}{Km+[S]}$$

式中 Km 称为米氏常数，是酶的一种特征常数，只与酶的性质有关，与酶浓度无关。Km 越小，说明酶与底物的亲和力越大。根据米氏方程式可推理出，欲达到最大反应速度的99%时，底物浓度是 Km 的99倍，欲达到最大反应速度90%时，底物浓度应是 Km 的9倍。

当底物浓度很高，酶浓度相对较低时，反应速度随酶浓度的增加而成正比例增加。

酶在不同的pH环境中活力不同。当其他条件不变时，若在某一pH时，酶的催化活性最高，称为酶的最适pH。

酶催化反应随温度升高而加快，但温度超过一定数值后，酶因受热变性使活性下降，在反应速度最大时的温度称为酶的最适温度。

酶活性可被加入反应体系中的某一物质所减弱，该物质称为酶的抑制剂，抑制剂可分为可逆与不可逆两大类，酶活性测定中应尽量避免抑制剂。

凡能使酶原转变为酶或使酶活力提高的物质均称为酶的激活剂，如 Cl^- 是淀粉酶的激活剂，磷酸吡哆醛是转氨酶的激活剂。

1976年国际酶学委员会推荐用国际单位(U)统一表示酶催化活性高低，即在1分钟内催化一个微摩尔(μmol)的底物发生反应的酶量为一个单位。1979年又推荐以SI制定义酶单位，即在规定条件下每秒钟内转变1摩尔(mol)的底物为一卡特(Katal)单位，简称Kat，$1U = 16.67 \times 10^{-12}$ Kat = 16.67 nKat。目前两种单位制并用。

(三) 同工酶

同工酶是指同一种属中酶分子结构组成不同、能催化同一种化学反应的一组酶。这种分子结构的差异是由于不同基因或等位基因编码多肽链不同而造成的。同工酶分子结构的差异，本质上是蛋白质结构的差异。如乳酸脱氢酶(LDH)同工酶主要由H或M两种亚基组成的四聚体，LDH_1 由 H_4 组成、LDH_2 由 H_3M_1、LDH_3 由 H_2M_2、LDH_4 由 HM_3、LDH_5 由 M_4 组成。肌酸激酶(CK)由M与B两种亚基组成，CK_1 由BB组成、CK_2 由MB组成、CK_3 由MM组成。不同的同工酶虽然催化同一种反应，但其底物的专一性与亲和性、动力学特性等都可能存在差异。同工酶在不同组织中的分布和含量亦存在较大差异，利用此点通过对同工酶的分析而达到对疾病的诊断目的。

五、胆红素代谢

红细胞的平均寿命为120天，衰老红细胞主要在脾脏、骨髓、肝脏等组织的网状内皮细胞中被破坏，释放出血红蛋白。血红蛋白进一步分解为珠蛋白和血红素。血红素在网状内皮细胞的微粒体中，在某些酶的作用下转变为胆红素。进入血液的胆红素与白蛋白结合形成胆红素-白蛋白复合物而运输，该复合物被肝细胞摄取，通过肝细胞膜表面受体，将胆红素转移至细胞内与葡萄糖醛酸结合生成胆红素葡萄糖醛酸脂，又称为结合胆红素，而将进入肝细胞前未与葡萄糖醛酸结合的胆红素称为未结合胆红素。未结合胆红素由于其分子表面含有较多的疏水基团，表现出疏水亲脂特性，结合胆红素呈水溶性，可随胆汁或尿液排出体外。结合胆红素由于可与重氮试剂直接呈紫红色反应，因此又称为直接胆红素；未结合胆红素需加入乙醇、甲醇、尿素等试剂才能与重氮试剂生成紫红色化合物，故称为间接胆红素。

六、体液平衡与酸碱平衡

体内溶有多种电解质和多种复杂有机化合物的溶液称为体液。正常人的体液总量约占体重的60%，体液一般以细胞膜为界分为细胞内液和细胞外液。细胞内液约占体重的40%，细胞外液占20%。细胞外液又分细胞间液和血浆，分别占体重的15%和5%。细胞外液的主要阳离子是Na^+，约占细胞外液阳离子总量的92%，主要阴离子是Cl^-和HCO_3^-；细胞内液的主要阳离子是K^+，约占细胞内液阳离子总量的99%，主要阴离子是有机磷酸根和蛋白质。Na^+、K^+在细胞内外的这种显著差异，由细胞膜上的Na^+-K^+ ATP酶主动转运而成。

人体中水的来源有饮水、食物中水和体内生物氧化过程生成的水。体内的水可经肺、皮肤、消化道和肾脏四条途径排出体外，其中以肾脏为主。丘脑下部分泌的抗利尿激素和肾上腺皮质分泌的醛固酮通过影响肾小管的重吸收作用，维持机体内水、钠代谢的平衡。

钾是维持生命活动所必需的电解质之一。人体钾含量约为45 mmol/kg体重，其中95%分布于细胞内液。人体所需要的钾主要来自食物，吸收的钾迅速分布到细胞外液中，其中一部分可进入细胞内，但速度缓慢，约需15小时才能达到细胞内外平衡，细胞外液过多的K^+在4小时内经肾脏排出体外。肾远曲小管具有泌K^+的作用，即使不食入K^+，每日仍排出1～3 g氯化钾，故对不能正常进食者应注意适当补钾。

神经肌肉的兴奋性与细胞内外钾钠离子浓度有关，急性失钾时主要表现为细胞外失钾，临床表现较为明显。慢性失钾时细胞内外K^+成比例损失，因此神经肌肉的兴奋性改变较为轻微。

机体在物质代谢过程中，不断地生成酸性和碱性代谢产物，同时也有一定量的酸性和碱性物质随食物进入体内，但在正常生理情况下，血液的pH总能维持在7.40±0.05。这是因为体内存在严格地调节酸碱平衡机制，主要由血液缓冲系统、肺脏和肾脏共同完成。

血液中有许多缓冲系统，在血浆诸缓冲系统中，以碳酸氢盐缓冲系统最为重要。因为该缓冲系统浓度最大，缓冲能力最强，而且构成此缓冲系统的碳酸氢钠和碳酸浓度的比值直接影响到血液pH。在红细胞诸缓冲系统中，以血红蛋白和氧化血红蛋白缓冲系统最重要。它们在缓冲挥发酸，维持红细胞内 pH 恒定方面具有重要作用。碳酸氢盐缓冲系统与 pH 关系可用下列公式表示：

$$pH=pK+\log([HCO_3^-]/[H_2CO_3])$$

pK 为碳酸解离常数的负对数，38℃时为 6.1。当血浆$[HCO_3^-]/[H_2CO_3]=20$ 时，血液的 pH 等于 7.4。当固定酸进入血液后，首先被 HCO_3^- 中和，并生成 H_2CO_3，过多的 H_2CO_3 经肺排出 CO_2 消除，同时通过肾脏的调节作用补充消耗的 HCO_3^-。对碱性物质的调节正好与此相反。

七、激素

激素是由内分泌腺或散在的内分泌细胞所分泌的高效能生物活性物质，是细胞与细胞之间信息传递的化学媒介。

人体内主要的内分泌腺包括垂体、甲状腺、肾上腺、胰岛、甲状旁腺和松果体等，散在的内分泌细胞分布比较广泛，在胃肠道、下丘脑、心脏、血管、肺、肾、胎盘等器官组织中均存在各种不同的内分泌细胞。

（一）甲状腺分泌的激素

甲状腺由许多腺泡组成，腺泡的上皮细胞可合成或释放甲状腺激素，甲状腺腺泡之间和腺泡上皮之间有滤泡旁细胞，可分泌降钙素。

甲状腺激素主要有四碘甲腺原氨酸（T_4，又称甲状腺素）和三碘甲腺原氨酸（T_3）二种。T_4 和 T_3 在血中有两种形式：与甲状腺结合球蛋白结合形成结合型 T_4 和结合型 T_3，另一种呈游离状态称为游离型 T_4 和游离型 T_3（FT_4 和 FT_3），结合型与游离型之和称为血清总 T_4 和血清总 T_3（TT_4 和 TT_3）。血液中 TT_4 远远超过 TT_3，约占甲状腺激素总量的 90%以上。只有游离型的甲状腺激素才能发挥作用，FT_4 约占 TT_4 的 0.04%，FT_3 约占 TT_3 的 0.4%，但 FT_3 的生物活性约比 FT_4 大 5 倍。测定 FT_3 和 FT_4 比测定 TT_3 和 TT_4 更有意义。人体内少量 T_4 经 5′脱碘酶作用生成反 T_3（rT_3），rT_3 无生物学活性，其血中浓度的变化与 T_3、T_4 维持一定比例，尤其与 T_4 变化一致，部分病例可仅有 rT_3 升高。病理情况下当 T_4 转为 T_3 受阻时转为 rT_3 的量增多。T_4 在体内半衰期约为 7 天，T_3 的半衰期约为 1.5 天，而 rT_3 相对较长。

（二）肾上腺的激素

肾上腺包括皮质和髓质两部分，实际上是两个独立的内分泌腺。肾上腺皮质由外向内可分为球状带、束状带和网状带，分别合成以分泌醛固酮为代表的盐皮质激素、以皮质醇为代表的糖皮质激素和以脱氢表雄酮为代表的性激素。网状带也合成和分泌少量的糖皮质激素和雌激素。由于这些激素都属于类固醇衍生物，因此统称为类固醇激素。尿中 17 酮类固醇与 17 羟皮质类固醇是肾上腺皮质激素及性激素的代谢产物，可用来判断肾上腺皮质功能或性腺功能。

肾上腺髓质嗜铬细胞分泌肾上腺素和去甲肾上腺素，二者均属于儿茶酚胺类化合物。体内儿茶酚胺代谢产物的60%是香草扁桃酸(VMA)，测定尿液中儿茶酚胺及VMA量，可反映肾上腺髓质激素水平，作为嗜铬细胞瘤的临床诊断指标。

(王惠民　张　葵　张春妮)

第二节　临床生物化学基本知识

一、血浆蛋白及非蛋白氮化合物的代谢异常

(一) 血浆蛋白的功能和分类

1. 血浆蛋白的功能

主要可概括为营养作用；修补组织蛋白；维持血浆胶体渗透压；作为激素、维生素、脂类、代谢产物、离子、药物等的载体；作为pH缓冲系统的一部分；抑制组织蛋白酶；一些酶在血浆中起催化作用，代谢调控作用；参与凝血与纤维蛋白溶解；作为免疫球蛋白与补体；组成体液免疫防御系统等。

2. 血浆蛋白的分类

主要为电泳分类和功能分类。常用醋酸纤维素和琼脂糖凝胶作为支持介质将血清蛋白分为6条经典的区带：前清蛋白，白蛋白(清蛋白)，α_1、α_2、β和γ球蛋白。后者按功能在临床检测中主要有运输载体类蛋白如血浆脂蛋白、前白蛋白与白蛋白、甲状腺素结合蛋白、转铁蛋白等，补体类蛋白，凝血类蛋白，免疫球蛋白，蛋白酶抑制物，血清酶类，蛋白激素等。

近年来由于免疫化学分析技术的进展，使许多血浆蛋白质，尤其是微量血浆蛋白的检测成为可能，与电泳法结合可为血浆蛋白质的分析提供更有价值的资料。

(二) 血清蛋白电泳的临床应用

1. 血清蛋白电泳

主要用于蛋白质紊乱血症的诊断。血清蛋白是一类带电荷的颗粒在碱性pH的电场内被分离。蛋白质在电场中的迁移率取决于所带的净电荷、等电点和蛋白质的相对分子质量。分离蛋白质的主要目的是有助于医学诊断。

血清蛋白电泳可对下列患者的疾病监控和诊断：急、慢性感染性疾病，蛋白丢失综合征，单株丙球蛋白血症。当出现如红细胞沉降率加快、蛋白尿、血清总蛋白浓度增高或降低等情况应进行血清蛋白电泳。

血清内蛋白组分质和量的变化导致蛋白质紊乱血症与多种疾病相关。一些疾病存在时某一蛋白质或某一组蛋白质呈现反应性增高或降低。这些

蛋白质包括白蛋白、急性时相蛋白、转甲状腺素-转铁蛋白和免疫球蛋白。

2. 白蛋白

任何情况下的白蛋白含量降低与球蛋白(α、β、γ)绝对值上升有关联,总蛋白通常保持在参考范围内。

3. 急性时相蛋白

迁移率在 α_1 和 α_2 球蛋白间,急性炎症时可升高 50%～300%。急性肝炎、慢活肝和蛋白丢失综合征时降低。

4. 转甲状腺素-转铁蛋白组

转甲状腺素迁移在白蛋白区带前,而转铁蛋白在 β-球蛋白区域内。任何急慢性炎症情况下这组蛋白呈现降低。

5. 免疫球蛋白

具有抗体功能,呈现在 γ-球蛋白区,也有部分出现在 β-球蛋白区。免疫球蛋白由多株(克隆)浆细胞所产生。发生浆细胞病时,异常浆细胞克隆增殖,产生大量单克隆免疫球蛋白或其轻链或重链片段,病人血清或尿液中可出现结构单一的 M 蛋白,在蛋白电泳中呈现一个色泽深染的窄区带,此区带较多出现在 γ 或 β 区,偶见于 α 区。M 蛋白有三种类型:免疫球蛋白型,即为 IgM、IgA、IgE 或 IgD 中的一种;轻链型,由于 κ 或 λ 轻链的合成超过重链,使轻链游离于血清中;重链型,浆细胞只产生免疫球蛋白的重链或有缺陷的重链。

出现蛋白质紊乱和电泳图谱异常不能直接确立诊断疾病,但可按电泳图谱特征对某些疾病组予以分类、评估疾病的活动状况、监控疾病的进程。

(三) 急性反应时相蛋白

在急性炎症疾病如手术、创伤、心肌梗死、感染、肿瘤等,α_1-抗胰蛋白酶、α_1-酸性糖蛋白、结合珠蛋白、铜蓝蛋白、C-反应蛋白,以及 α_1-抗糜蛋白酶、血红素结合蛋白、C3、C4、纤维蛋白等血浆蛋白浓度显著升高,而血浆前白蛋白、白蛋白、转铁蛋白则相应地降低。这些血浆蛋白统称为急性时相反应蛋白,这种现象称为急性时相反应。前白蛋白、白蛋白、转铁蛋白称为负性急性时相反应蛋白。

(四) 氨基酸代谢紊乱引起的主要疾病

氨基酸代谢紊乱一般分为两类:一是由于参与氨基酸代谢的酶或其他蛋白因子缺乏而引起的遗传性疾病;二是与氨基酸代谢有关的器官如肝、肾出现严重病变导致的继发性氨基酸代谢紊乱。

1. 苯丙酮酸尿症(PKU)

主要由苯丙氨酸羟化酶缺乏引起的常染色体隐性遗传病。当出现遗传性苯丙氨酸羟化酶缺乏或不足时,苯丙氨酸不能正常转变成酪氨酸,体内的苯丙氨酸蓄积，并可经转氨基作用生成苯丙酮酸等产物。血中苯丙氨酸极度升高，可超过 1.2 mmol/L（正常＜0.12 mmol/L），苯丙酮酸浓度可达 0.10～0.5 mmol/L，尿中有大量的苯丙酮酸。我国新生儿 PKU 发病率为 1/10 000～1/16 000。

2. 酪氨酸血症

是由于酪氨酸代谢途径受阻，导致酪氨酸在体内蓄积。如酪氨酸酶缺乏，酪氨酸不能转变为黑色素，将导致白化病，发病率约为 1/13 000。

3. 含硫氨基酸代谢紊乱

最多见的是同型胱氨酸尿症，该症者先是同型半胱氨酸增加，因此同型半胱氨酸代谢紊乱与同型胱氨酸尿症密切相关。近年来，许多流行病学临床研究发现，同型半胱氨酸水平升高是动脉粥样硬化性血管病的危险因素。

二、糖代谢紊乱

（一）糖尿病（diabetes mellitus）

1. 糖尿病的定义

糖尿病是一组由于胰岛素分泌不足或（和）胰岛素作用低下而引起的代谢性疾病，其特征是高血糖症。糖尿病的长期高血糖将导致多种器官的损害、功能紊乱和衰竭，尤其是眼、肾、神经、心脏和血管系统。

2. 糖尿病的分类

国际糖尿病学会根据病因建议将糖尿病分成四大类型，即 1 型糖尿病、2 型糖尿病、其他特殊类型糖尿病和妊娠期糖尿病。

（1）1 型糖尿病：是一种遗传相关的、与 HLA 有关的慢性自身免疫病，胰岛素不足和胰高血糖素过高是其病理生理的表现。1 型糖尿病发病机制是长期分泌胰岛素的胰岛 β 细胞因自身免疫而破坏的过程。按 WHO 的标准，1 型糖尿病的诊断应具有高糖血症、葡萄糖尿、酮尿与（或）酮症酸中毒、正常体重、并且需要立即用胰岛素替代等特征。

（2）2 型糖尿病：是多因素疾病，多基因遗传和环境因素是临床病变发生的重要因素，患者表现为胰岛素抵抗。2 型糖尿病的特点：典型病例常见于肥胖的中老年人，偶见于幼儿；起病较慢；血浆中胰岛素含量绝对值并不降低，但在糖刺激后呈延迟释放；胰岛细胞胞浆抗体等自身抗体阴性；单用口服降糖药一般可以控制血糖；发生酮症酸中毒的比例低于 1 型糖尿病；有遗传倾向但与 HLA 基因无关。

（3）特殊类型的糖尿病：多主要由细胞基因缺陷，胰岛素作用基因缺陷，胰腺的外分泌疾病、内分泌疾病所致。

（4）妊娠期糖尿病（GDM）：是指在妊娠期间任何程度的糖耐量减退或糖尿病发作。

3. 糖尿病的诊断标准　见表 5-1。

表 5-1　糖尿病的诊断标准(1999 年 WHO)

出现糖尿病症状加上随机血浆葡萄糖浓度≥ 11.1 mmol/L(200 mg/dl)。随机是指一天内任何时间,不考虑上次用餐时间。典型的糖尿病症状包括多食、多尿、烦渴多饮和不明原因的体重下降
空腹血浆葡萄糖(FPG)≥7.0 mmol/L(126 mg/dl)
口服葡萄糖耐量试验(OGTT),2 小时血浆葡萄糖(2－hPG)≥11.1 mmoL/L(200 mg/dl)。试验应按 WHO 的要求进行,受试者服用的糖量相当于溶于水的 75 g 无水葡萄糖

以上三种方法都可以单独用来诊断糖尿病,其中任何一种出现阳性结果,必须随后用三种方法中任意一种进行复查才能正式确诊。

4. 糖尿病的主要实验室检查项目及临床意义

(1) 空腹血浆葡萄糖(FPG):指 8 小时内不摄入含热量食物后,测定血浆葡萄糖。参考范围 3.89～6.11 mmol/L。如浓度不止一次高于 7.0 mmol/L(126 mg/dl)可诊断为糖尿病。FPG 为糖尿病最常用检测项目。但 2 型糖尿病高血糖产生相对较晚,仅用 FBG 这个诊断标准将延误诊断并对糖尿病人群的流行估计过低。

(2) 口服葡萄糖耐量试验(OGTT):由 WHO 推荐的口服葡萄糖耐量试验(oral glucose tolerance test,OGTT),是在口服一定量葡萄糖前后 2 小时内,作系列血浆葡萄糖浓度测定,为评价不同个体提供了一种标准方法,并且对确定健康和疾病个体也有价值。应严格按 WHO 推荐方法执行:对非妊娠成人,推荐葡萄糖负荷量为 75 g;对未成年人,按 1.75 g/kg 体重计算,总量不超过 75 g。用 300 ml 水溶解后在 5 分钟内口服。

OGTT 结合 FPG 可协助诊断糖尿病相关状态:① 血浆 FPG＜7.0 mmol/L 和2-hPG≥7.8 mmol/L,＜11.1 mmol/L 为糖耐量减退(IGT);② 血浆 FPG≥6.1 mmol/L 但＜7.0 mmol/L,2-hPG＜7.8 mmol/L 为 FBG 损害(IFG);③ FPG 正常,并且 2-hPG＜7.8 mmol/L 为正常糖耐量。

大多数糖尿病患者会出现 FBG 水平增加,所以临床上首先推荐 FBG 的测定。OGTT 主要用于下列情况:① 诊断妊娠糖尿病(GDM);② 诊断糖耐量减退(IGT);③ 有无法解释的肾病、神经病变或视网膜病变,其随机血糖＜7.8 mmol/L。

(3) 糖化蛋白:糖基化是指通过非酶促作用将糖基加到蛋白质的氨基酸基团上。测定糖化蛋白可为较长时间段的血糖提供回顾性评估,不受短期血糖浓度的影响。糖化蛋白浓度主要用于评估血糖控制效果。临床通常测定糖化血红蛋白(HbA_1、HbA_1c)。糖化血红蛋白的形成是不可逆的,其浓度与红细胞寿命(平均120天)和该时期内血糖的平均水平有关,反映过去6～8周的平均血糖浓度,是可靠的评估血糖控制情况的实验室指标。糖尿病的治疗目标是将HbA_1c降至非糖尿病水平(6.05%)。

(4) 尿清蛋白排泄试验(UAE):UAE增加提示清蛋白经毛细血管漏出增加,是肾小球微血管病变的标志。

(二) 低血糖症

低血糖症是指血浆葡萄糖浓度低于FBG参考水平下限。低血糖症是1型糖尿病最常见的急性并发症;非糖尿病性低血糖血症常见于酒精性中毒、败血症、药物治疗、胰岛瘤等,通常发生在血糖浓度低于2.8 mmol/L时。

三、脂代谢紊乱

(一) 血脂与血浆脂蛋白

血浆脂类简称血脂,包括血浆中游离胆固醇、胆固醇、磷脂、甘油三酯、糖脂、游离脂肪酸等,血浆中最多的脂质为胆固醇、磷脂和甘油三酯。血浆总脂质为4.0～7.0 g/L。由于脂类不溶于水,因此无论是外源性或内源性脂类均以溶解度较大的脂蛋白复合体形式在血液循环中运输。血浆脂蛋白属于一类微溶于水的脂类复合物,因结构及组成的差异,难以按理化性质进行分类。目前主要依据各种脂蛋白的水化密度及电泳迁移率的不同即电泳法和超速离心法进行分类。电泳法将血浆脂蛋白分为乳糜微粒、β-脂蛋白、前β-脂蛋白和α-脂蛋白等四种。超速离心法通常将血浆脂蛋白分为乳糜微粒、极低密度脂蛋白、低密度脂蛋白和高密度脂蛋白等四大类。

血脂水平可以反映全身脂类代谢状态。生理状态下由于血脂的不断降解和重新合成保持动态平衡,血脂含量的变动稳定在一定范围内。病理情况下血脂及血浆脂蛋白水平可发生量和质的变化。目前血浆脂蛋白和脂质测定是临床化学检验的常规测定项目,其主要的临床意义是:早期发现与诊断高脂蛋白血症,协助诊断动脉粥样硬化症,评价动脉粥样硬化疾患如冠心病和脑梗死等危险度,监测评价饮食与药物治疗效果等。

(二) 高脂蛋白血症的分型及临床意义

高脂蛋白血症是指血浆中CM、VLDL、LDL、HDL等脂蛋白有一种或几种浓度过高的现象,一般根据血浆(血清)外观、血TC、TG浓度以及血清脂蛋白含量进行高脂蛋白分型。

1970年WHO以临床表型为基础将高脂蛋白血症分为六型。高脂蛋白血症的分型只是描述异常脂蛋白表现的一种方法,并不提示特定的疾病,但是分型有助于临床选择治疗对策(表5-2)。

表 5-2 人高脂蛋白血症分型及其脂质变化特征

	Ⅰ	Ⅱ		Ⅲ	Ⅳ	Ⅴ
		Ⅱa	Ⅱb			
增加的脂蛋白	CM↑↑	LDL↑↑	LDL↑ VLDL↑	IDL↑	VLDL↑	CM↑ VLDL↑
血浆脂质	TC 正常或↑ TG↑↑↑	TC↑↑↑ TG 正常	TC↑↑ TG↑↑	TC↑↑ TG↑↑	TC 正常或↓ TG↑↑	TC 正常或↑ TG↑↑↑
TC/TG	<0.2	>1.6	>1.0	1	>0.6～1.6	<0.6

血浆脂蛋白代谢异常，通常是脂蛋白的量和质的改变。异常脂蛋白在动脉粥样硬化斑块形成中有极其重要的作用。引起动脉粥样硬化的脂蛋白有脂蛋白残粒、变性 LDL、B 型 LDL、Lp(a)；高密度脂蛋白具有抗动脉粥样硬化作用。

（三）临床常用血脂检测项目及临床意义

1. 血清或血浆总胆固醇（TC）

我国 TC 参考值，健康成人：（2.82～5.95）mmol/L；儿童：3.12～5.2 mmol/L；按我国“血脂异常防治对策专题组”1997 年提出的《血脂异常防治建议》规定，我国人 TC 在 5.2 mmol/L 以下为合适范围，5.23～5.69 mmol/L 属于边缘性增高，5.72 mmol/L 以上即为增高。血浆胆固醇浓度>5.2 mmol/L 与冠心病发生的危险性增高相关。如果 TC 浓度超过 5.2 mmol/L 必须同时进行 HDL 胆固醇的浓度测定。TC 的测定主要用于评价动脉粥样硬化的危险性及使用降脂药物治疗后的监测。

2. 血清或血浆甘油三酯（TG）

TG 参考值为 0.56～1.70mmol/L。甘油三酯是独立的冠心病危险因素，升高的 LDL 胆固醇和上升的甘油三酯构成发病的高危险性。TG 的测定主要用于早期评价动脉粥样硬化的危险性和高脂蛋白血症的分类及对低脂饮食和药物治疗的监测。

3. 高密度脂蛋白胆固醇（HDL-C）

HDL-C 参考值为（1.03～2.07）mmol/L。HDL-C 和冠心病患病率成负相关，是和 TC 浓度无关的负危险因素，有较高的预期价值，测定 HDL-C 对冠心病的评估是必需的。测定 HDL-C 用于早期识别动脉粥样硬化的危险性（非致动脉粥样硬化胆固醇成分）、使用降脂药物治疗的监测（在使用降脂药物治疗的过程中应避免 HDL-C 的下降）。

4. 低密度脂蛋白胆固醇（LDL-C）

1997 年我国《血脂异常防治建议》规定，LDL-C 的合适范围为<

3.12 mmol/L，边缘升高为 3.15～3.61 mmol/L，升高为＞3.64 mmol/L。LDL 为致动脉硬化脂蛋白。2001 年美国国家胆固醇教育计划实施 ATPⅢ计划，LDL－C 最适值降至 2.60 mmol/L 以下，加大对 LDL－C 的降低力度。临床测定 LDL－C 主要用于早期识别动脉粥样硬化的危险性及使用降脂药物治疗过程中的监测。

5. 载脂蛋白

载脂蛋白存在于脂蛋白中，其在各种密度不同的脂蛋白中存在的种类和浓度、功能等亦不相同。由于测定方法不同，加之其测定的标准化工作还未完善，因此载脂蛋白参考值的报道不一致。与动脉粥样硬化和冠心病关系最密切的载脂蛋白是 apoAⅠ和 apoB。apoAⅠ随年龄波动较小，女性稍高于男性，但差异不明显；80 岁以后男女 apoAⅠ均下降；apoAⅠ为存在于 HDL 中的主要载脂蛋白，影响其血浆水平的因素同 HDL。apoB 主要存在于 LDL 中，不论男性或女性，血浆中 apoB 水平均随年龄增高而上升，至 70 岁以后 apoB 不再上升或开始下降；正常情况下 apoB 水平随 TC 和 LDL－C 水平变动，50 岁以前男性高于女性，50 岁以后女性高于男性。我国人 apoAⅠ水平与美国人接近，apoB 水平低于欧美人。

apoAⅠ和 apoB 测定直接反映 HDL 和 LDL 水平，反映 HDL 和 LDL 颗粒的多少。脂蛋白中的胆固醇含量在病理情况下可发生变化，因而 HDL－C 和 LDL－C 测定不能代替 apoAⅠ和 apoB，一般认为 AS 和 CHD 时 apoAⅠ下降、apoB 升高，特别是 CHD 时 apoB 升高比 TC、LDL－C 升高更有意义；而脑血管病时以 apoAⅠ和 HDL－C 下降更为明显，而 apoB 往往正常，脑出血时 apoB 还可能偏低。有人主张 apoB/apoAⅠ比值可以代替 LDL－C/HDL－C 比值作为 AS 的指标。

apoAⅠ降低亦见于酒精性肝炎、高 α 脂蛋白血症；apoAⅠ升高还见于肝脏疾病、肝外胆道阻塞、人工透析。apoB 增高还见于Ⅱ型高脂血症、胆汁淤滞、肾病、甲状腺功能低下；apoB 减低还见于肝脏疾病和甲状腺功能亢进。

四、体液酸碱平衡紊乱

（一）电解质代谢紊乱

体液动态平衡依赖于机体对水和电解质的调节，一旦调节失常，就会造成平衡紊乱。体液平衡紊乱表现为水平衡紊乱及电解质平衡紊乱。水平衡紊乱的基本原因为水摄入和排出不相等，不能维持体内水的动态平衡，导致脱水或水肿。脱水因血浆钠浓度的变化不同分为高渗性、等渗性和低渗性脱水。

Na^+ 是细胞外主要阳离子，对保持细胞外液容量、调节酸碱平衡、维持正常渗透压和细胞功能有重要意义。临床上细胞外液 Na^+＜130 mmol/L 称为低钠血症,是临床最常见的电解质紊乱。细胞外液 Na^+ >150 mmol/L 称为高钠血症。

钾是细胞内的主要阳离子。在人体的主要生理功能是参与细胞内的正常代谢,维持细胞内容量、离子、渗透压及酸碱平衡,维持神经肌肉的应激性,维持心肌的正常功能。正常血钾浓度为 3.5～5.5 mmol/L,血清钾低于 3.5 mmol/L 临床称为低钾血症,血清钾高于 5.5 mmol/L 为高钾血症。

电解质平衡紊乱主要表现为钠平衡紊乱或(和)钾平衡紊乱。常用的实验室检测项目有血尿渗透压、血清钾、血清钠及血清氯的测定。

(二) 血气分析的主要指标及临床意义

临床处理呼吸和代谢紊乱常常依赖于快速、准确地测定血中氧、二氧化碳和酸碱度。实验室血气及酸碱分析结果对于维持和支撑心肺功能受损患者的生命至关重要。

1. pH

pH 参考值:7.35～7.45,极值 6.8 或 7.8。

pH 有其局限性:只能决定是否存在酸血症或碱血症,pH 正常并不能排除酸碱失衡;单凭 pH 不能区别是代谢性还是呼吸性酸碱失衡。

2. 二氧化碳分压(PCO_2)

动脉血 PCO_2 均值为 5.32 kPa(40 mmHg),参考范围 4.65～5.98 kPa(35～45 mmHg);极值<1.33 kPa(10 mmHg),>17.29 kPa(130 mmHg);<4.65 kPa(35 mmHg)为低碳酸血症,>5.98 kPa(45 mmHg)为高碳酸血症。

3. 氧分压(PO_2)

动脉血 PO_2 参考值为 10.64～13.3 kPa(80～100 mmHg),低于 7.31 kPa(55 mmHg)即有呼吸衰竭。氧分压低,使脑血流量增加(脑血管扩张),减轻脑组织缺氧,PO_2 低于 4 kPa(30 mmHg)以下即有生命危险。

4. 氧饱和度($SatO_2$)和血红蛋白 50%氧饱和度时氧分压(P_{50})

$SatO_2$ 参考值:91.9%～99%。P_{50}参考值为 3.5 kPa(26.6 mmHg)。

5. 二氧化碳总量(TCO_2)

TCO_2 参考值:24～32 mmol/L,均值 28 mmol/L。

6. 实际碳酸氢根(AB)和标准碳酸氢根(SB)

AB 参考值:22～27 mmol/L。AB 为未排除呼吸因素的代谢因素。

SB 参考值:22～27 mmol/L,指在 PCO_2 为 5.33 kPa,37℃及 Hb 完全氧合状态下的碳酸氢根,它排除了呼吸因素的影响。AB 与 SB 两者皆正常,为酸碱平衡正常。AB 与 SB 两者均高于正常,为代谢性碱中毒(未代偿)。AB>SB 为呼吸性酸中毒。AB<SB 为呼吸性碱中毒。

7. 剩余碱(BE)

BE 参考值:－3～＋3 mmol/L,指在 PCO_2 为 5.33 kPa,37℃时,将 1 L 全血 pH 调至 7.4 所需强酸或强碱的毫摩尔数,是反映代谢因素的一个客观指标。

8. 肺泡—动脉氧分压差($A-aDO_2$)

正常情况下也存在一定量 $A-aDO_2$,吸空气时为 2.66 kPa(20 mmHg)以下,吸纯氧时低于 6.65 kPa(50 mmHg)。儿童 $A-aDO_2$ 为 0.66 kPa(5 mmHg);正常年轻人平均为 1.06 kPa(8 mmHg),随年龄增长而上升。60～80 岁可达 3.2 kPa(24 mmHg),但一般不超过 4 kPa(30 mmHg),年龄参考公式 $A-aDO_2$＝2.5＋(0.21×年龄)mmHg。

9. 阴离子隙(AG)

AG 参考值:8～16 mmol/L,平均为 12 mmol/L。

表 5-3 常见酸碱平衡紊乱的主要参数变化

类 型	碱剩余碳酸氢盐	pH	PCO_2
代谢性酸中毒	↓↓	↓	↓
代谢性碱中毒	↑↑	↑	↑
呼吸性酸中毒	↑	↓	↑↑
呼吸性碱中毒	↓	↑	↓↓

五、常见肝胆胰疾病的生物化学指标

(一) 肝脏分泌与排泄功能实验

肝脏通过肝细胞的摄取、转化、输送及排泄等一系列过程,对体内一些物质加以分泌和排泄。当肝功能受损时,体内蓄积有毒物质,导致机体中毒。对内源性物质的分泌与排泄的试验有胆红素、胆汁酸检测等;对外源性物质清除能力可通过血管内注射染料并观察其在血清中的滞留情况而检测肝脏的分泌与排泄能力。

1. 胆红素代谢紊乱与黄疸

凡能引起胆红素产生过多或肝细胞对胆红素的摄取、结合和排泄过程发生障碍等因素可使血中胆红素增高的,称为高胆红素血症。当血清中胆红素浓度超过 34.2 mmol/L 时,可出现巩膜、黏膜及皮肤的黄染,称为黄疸。正常人血清中的总胆红素＜17.2 mmol/L,其中 4/5 是未结合胆红素,其余是结合胆红素。黄疸按病因可分为溶血性、肝细胞性和梗阻性黄疸。

比较血、尿、粪中胆红素及其代谢产物异常改变,可对溶血性、肝细胞性和梗阻性黄疸三种类型加以鉴别诊断(表 5-4)。

表 5-4　三种类型黄疸的胆红素代谢测定结果

类　型	血　清		尿　液		粪便颜色
	未结合胆红素	结合胆红素	尿胆红素	尿胆原	
正常	有	无或极微	阴性	阳性	棕黄色
溶血性黄疸	高度增加	正常或微增	阴性	显著增加	加深
梗阻性黄疸	增加	增加	阳性	不定	变浅
肝细胞性黄疸	增加	高度增加	强阳性	减少或消失	变浅或白色

2. 胆汁酸

胆汁酸(bileacid,BA)是胆汁的主要成分,由胆固醇在肝脏合成,随胆汁排入肠道,经肠道细菌分解后由小肠重吸收,经门静脉入血回肝,再由肝细胞摄取,少量进入血液循环,90%～95%再分泌入胆汁,形成胆汁酸的肠肝循环。因此胆汁酸的测定能反应肝脏的合成、摄取及排泌功能,并可反映胆道的排泄功能。胆汁酸的生理功能主要有促进脂类的消化吸收、调节胆固醇的代谢、促进胆汁分泌。肝脏损害、小肠疾病和胆道梗阻时均可引起胆汁酸代谢紊乱。

3. 血清 TBA 增高

血清 TBA 增高主要见于:① 肝细胞损害:急性肝炎、慢性活动性肝炎、中毒性肝病、肝硬化和肝癌时 TBA 显著增高,尤其肝硬化时 TBA 阳性率明显高于其他指标。TBA 测定不仅是肝细胞损害敏感指标,还有助于估计预后和提示病情复发。② 胆道梗阻:胆石症、胆道肿瘤等肝内、肝外胆管阻塞时 BA 排泄受阻,使血 TBA 增高。③ 门脉分流:门脉分流时,肠道中次级胆酸经分流的门脉系统直接进入体循环,使 TBA 增高。

(二) 代谢性肝功能试验

肝细胞损伤时蛋白质、糖及脂类代谢指标会发生不同程度的变化。临床常用的检测指标及临床意义如下(表 5-5)。

表 5-5　肝细胞损伤时代谢性检测指标

类　别	检测指标	临床意义
蛋白质代　谢	血清总蛋白	严重肝炎及肝硬化时减少
	A/G 比值	慢性肝病和肝硬化时降低
	前清蛋白	灵敏地反映急性肝损伤
	免疫球蛋白	慢活肝、肝硬化时增高
	纤维蛋白原	反映功能性肝细胞数量
	血中尿素测定	严重肝功能不全时降低
	血氨测定	急、慢性肝炎,重症肝炎、肝硬化时增高
	甲胎蛋白	原发性肝癌时显著升高
	癌胚抗原	转移性肝癌时阳性率高

续表 5-5

类 别	检测指标	临床意义
糖代谢	FBG 血丙酮酸 血乳酸	肝功能不全时降低 肝性脑病时增加 肝清除能力降低时血乳酸增加
脂类代谢	血清总胆固醇 血清甘油三酯 载脂蛋白 血胆汁酸	阻塞性黄疸和肝细胞内胆汁淤积时升高，重症肝炎和肝硬化时明显降低 阻塞性黄疸及脂肪肝患者增高 apoA 急性肝炎、阻塞性黄疸降低，apoB 阻塞性黄疸升高 肝炎、肝硬化、肝癌时增高

（三）肝胆疾病的临床酶学

用于诊断肝胆疾病的酶有几十种，其中较常用的是丙氨酸氨基转移酶（ALT）、天冬氨酸氨基转移酶（AST）、γ-谷氨酰基转移酶（γ-GGT）、碱性磷酸酶（ALP）、乳酸脱氢酶（LD）、胆碱酯酶（CHE）等。其中反映肝细胞实质性损伤为主的酶主要有 ALT、AST；反映胆汁淤积为主的酶主要有 γ-GGT、ALP、5′-NT 等，反映肝脏合成能力的酶主要有假性胆碱酯酶、卵磷脂胆固醇酰基转移酶；反映肝纤维化为主的酶类主要有单胺氧化酶（MAO）、β-脯氨酸羟化酶（β-PH）等（表 5-6）。

表 5-6 肝胆疾病的血清酶学检查

类 别	ALP	ALT	GGT	5′-NT	AST	β-PH	MAO
急性肝炎	↑	↑↑	↑	↑	↑↑↑		
酒精性肝炎	N，↑	↑	↑↑↑	↑	↑		
慢性肝细胞疾病	N，↑	↑	N，↑	N，↑	↑	N，↑	N，↑
肝硬化	N，↑	N，↑	N，↑	N，↑	N，↑	↑	
肝肿瘤	↑	↑			↑		
胆汁淤积	↑	↑			↑		

注：N 表示正常，↑表示升高，↓表示降低。

（四）胰腺疾病的临床酶学

血尿淀粉酶的测定主要用于急性胰腺炎的检测和排除。

六、心脏疾病生物化学指标变化

（一）急性心肌损伤生物化学标志物

急性心肌损伤的理想的生化标志物应具备高敏感和高特异性外，还应具有以下特性：主要或仅存在于心肌组织，在心肌中含量较高，在正常血液中不存在，可反映小范围的损伤；能检测早期心肌损伤，心肌损伤后血中水平很快增高，增高后持续较长时间，窗口期长；能估计梗死范围大小，判断预后；能评估溶栓效果；容易检测；可很快得到检测结果。迄今为止，尚无完全符合上述要求的标志物。

1. 心肌损伤早期标志物

指心肌损伤后6小时内血中水平升高的标志物。现在已知的诊断急性冠脉综合征的早期标志物大多出现于病理过程的早期（心肌坏死以前），但其心肌特异性相对不高。早期标志物的应用有助于早期诊断，进而有助于早期治疗。目前临床应用的心肌损伤早期标志物主要有超敏CRP、肌红蛋白、脂肪酸结合蛋白、糖原磷酸化酶同工酶。

2. 心肌损伤确定标志物

心肌损伤发病6～9小时后血中出现增高并持续数天、对心肌损伤的敏感性和特异性都较高的生化标志物。临床常用的指标有：肌酸激酶MB同工酶（CK－MB）、心肌肌钙蛋白T（cTnT）、肌钙蛋白I（cTnI）。

（二）心力衰竭的生物化学标志物

心力衰竭的生物化学标志物主要用于诊断、监测病程、评估疗效与预后。主要检测项目有N－末端心房利钠肽（NT－proANP）、B－型利钠肽（BNP），它们是调节体液、体内钠平衡、血压的重要激素，当心脏血容量增加和左室压力超负荷时即可大量分泌。

1. N－末端心房利钠肽

心房利钠肽（ANP）是心肌细胞分泌的，其126个氨基酸的前体的C末端有28个氨基酸。通过心房肽酶的作用与特异结合而从血浆中迅速清除。98个氨基酸组成的NT－proANP与ANP等量地释放入血循环。由于其半衰期较长（1～2小时），血浆浓度比ANP高约50倍。因此NT－proANP可作为常规的实验室检测指标，用于诊断和监测心衰患者的病程和疗效。由于心房扩张是ANP释放的主要诱因，因此肺毛细血管楔压，左心房舒张末压和NT－proANP的血浆浓度之间存在一定的相关。无临床症状的心功能Ⅰ级患者中血浆NT－proANP的浓度会显著升高，但ANP值很少出现增高，因此可诊断隐匿性心衰。未经治疗而NT－proANP值正常者患心衰的可能性很小。目前尚没有明确的研究表明可利用NT－proANP对心衰进行特异性的诊断。AMI患者在亚急性期NT－proANP的浓度升高提示长期预后较差。

2. B－型利钠肽（BNP）

BNP是来自脑和心室的32个氨基酸多肽，它促进尿和尿钠的排泄和血管扩张。BNP是心室最重要的利钠肽，与其他利钠肽及其前体相比，BNP是心室超负荷时更敏感和特异的指标。单纯BNP诊断CHF的正确率为83.4%，如结合其他实验室检查，诊断正确率可达90%以上。BNP有极高的阴性预测价值，根据BNP可排除96%的非心衰患者。联合测定cTnT、cTnI，可判断CHF的恶化程度。用荧光免疫法快速测定BNP仅需20分钟，ELISA法需时较长。BNP的判断值为>22 pmol/L(100 pg/L)。

七、常见肾脏疾病——生化指标

1. 尿微量蛋白

尿微量蛋白是指常规定性或定量难以检出的清蛋白，常用免疫比浊法检测。尿微量清蛋白参考值晨尿Alb 1.4～11.6 mg/L，随机尿2.2～7.4 mg/g Cr。尿微量清蛋白检测有利于肾小球病变的早期诊断。在肾病早期，尿常规尿蛋白阴性时，尿微量清蛋白的含量可发生变化，尿微量蛋白的测定可推测肾小球病变的严重性：肾小球轻度病变时尿中Alb增高，当肾小球进一步受损，尿IgG及IgA增高，肾功能严重病变时尿中IgM增高。尿中Alb及IgG出现提示病变向慢性过渡，尿中IgM出现对预测肾衰有重要价值。

2. 内生肌酐清除率(Ccr)

肌酐为肌肉中磷酸肌酸的代谢产物，人体肌肉以1 mg/min速度将肌酐排入血中，严格控制饮食后，血浆内生肌酐浓度比较稳定。肌酐主要从肾小球滤过，仅少量由近端小管排泌，不被肾小管重吸收。同时测定血和尿中肌酐浓度，根据每分钟尿量即可计算出Ccr。计算公式为$Ccr=(Ucr \times V)/Pcr$，其中Ucr为尿中肌酐浓度(mmol/L)，V为每分钟尿量(ml/min)。Ccr用于评估肾小球滤过功能，根据体表面积标准化后参考值为(80～120)ml/(min·1.73 m^2)。Ccr<80 ml/min时，提示肾功能有损伤，Ccr<50～80 ml/min为肾功能不全代偿期，Ccr 25～50 ml/min为肾功能不全失代偿期，Ccr<25 ml/min为肾衰竭期(尿毒症)，Ccr<10 ml/min为尿毒症终末期。

3. 血肌酐和尿素

尿素为体内蛋白质的终末小分子代谢产物，血尿素的浓度取决于机体蛋白质分解代谢、食物中蛋白量及肾脏的排泄能力。尿素可自由地滤入原尿，约50%可被肾小管重吸收。血肌酐和尿素在一定程度上可反映肾小球滤过功能。参考值：血清肌酐44～133 μmol/L，血清尿素2.86～8.2 mmol/L。肾功能不全的代偿期尿素轻度增高，肌酐可不增高或轻度增高；肾衰竭失代偿期，尿素中度增高(17.9～21.4 mmol/L)，肌酐中度增高(442.0 μmmol/L)；尿毒症时尿素>21.4 mmol/L，肌酐可达1.8 mmol/L，为尿毒症的诊断指标之一。肝脏通过鸟氨酸循环生成尿素，当肝功能严重受损时，血尿素水平降低。

八、其他生化项目

1. 血尿酸

尿酸是嘌呤类的终末代谢产物，血清尿酸主要从肾脏排出，肾功能减退时血清尿酸增高。尿酸可由肾小球滤过和肾小管排泌，但大部分被肾小管重吸收，最后仅排出滤过量的 8%。在严重肾衰竭时可有部分尿酸从肾小管排泌，慢性尿毒症时血清尿酸的增高程度不明显。此外各种原因所致尿酸生成异常增多，如原发性或继发性痛风者，血清尿酸可显著升高。

2. 钙

钙代谢异常表现为血清总钙和（或）游离钙水平异常升高或低下。正常人血清总钙参考范围为 2.25～2.75 mmol/L，游离钙参考范围为 0.94～1.26 mmol/L。低钙血症者血清总钙浓度可因清蛋白结合部分或游离部分的减少而导致降低，游离钙的减少通常是由于维持血清各种存在形式的生理机制破坏而所致。引起低血钙的常见病因有低清蛋白血症、慢性肾功能不全、甲状旁腺功能减退、维生素 D 缺乏、电解质代谢紊乱等。原发性甲状旁腺功能亢进是门诊高钙血症最常见的原因。

3. 磷

磷代谢异常表现为低磷血症和高磷血症。血清无机磷浓度低于 0.81 mmol/L 被称为低血磷症，血磷浓度在 0.48～0.77 mmol/L 为中等偏低，通常没有临床症状。血磷低于 0.48 mmol/L 才会出现临床症状。高磷血症指血清无机磷浓度高于 1.45 mmol/L。常因肾脏排泌磷酸盐能力不足所致。儿童因为生长激素分泌较多，比成人血磷浓度高。

（张　葵　张春妮　王惠民）

第三节　临床生物化学基本技术

一、标本采集

（一）标本采集要求

1. 采集时间

饮食、吸烟、饮酒、药物、运动等影响生化指标检测的准确性。饮食使血脂水平增高，高蛋白饮食可使血清尿素、尿酸和血氨浓度增高。饮酒后采血可使乳酸、尿酸等增加。剧烈运动会使 ALT 浓度增高。因此，要求除特殊检验项目或急诊外，一律早晨空腹采血。

2. 采集部位

一般采静脉血，婴儿从股动脉采血。尽量在采取医疗措施之前采血，以免影响钾、钠、葡萄糖等项目的测定结果。

3. 保存方法

血标本需用干燥、清洁的试管，尿标本需用洁净的尿杯。因血液长时间放置会使葡萄糖、碳酸氢根测定结果降低，AST、LDH、血钾测定结果增高，故标本采集后，应尽快低速离心分离血浆/血清，并及时检验。如不能及时测定的标本，应分离血浆/血清，加塞4℃保存，尽快检查。胆红素对光敏感，标本应尽量避光。尿蛋白定量、尿糖定性加入数滴甲苯作防腐剂，测定尿中钾、钠、氯、肌酐、肌酸等每升尿须加入10 ml甲苯防腐。

（二）干扰因素

溶血、脂血、黄疸及药物会影响生化检测的准确性。

1. 溶血

溶血是临床生化检验中最常见的一种干扰和影响因素，影响总蛋白、酶、葡萄糖、胆红素、电解质、血脂等大多数生化项目的检测。最好用血清空白消除干扰。严重溶血标本原则上不能使用，应通知临床重新采血送检或者在报告单上注明“溶血”字样，提醒医生注意。

2. 脂血

脂血也是生化检验中常见的一种干扰和影响因素，高脂血标本在340 nm处有较强吸收值，影响总蛋白、胆红素、葡萄糖、ALT、AST、血脂指标的检测，应稀释后再测。

3. 黄疸

黄疸标本在340 nm处有较强吸收值，胆红素的颜色对反应结果为黄色和红色化合物的比色分析有正向干扰，影响ALT、AST等酶及葡萄糖、二氧化碳、磷和血脂指标的检测。可用样品空白或动力学法和双试剂消除。碱性苦味酸法测定肌酐时，黄疸标本测定结果常为负值，但上述方法无法去除干扰。

4. 药物

服用某些药物（如土霉素、四环素、核黄素等）会使血液呈黄色，影响某些指标的检测。氨苄西林对溴甲酚绿有严重干扰，影响清蛋白的检测。异烟肼、利福平等及一些避孕药会影响ALT的测定。而苯妥英钠、苯巴比妥会干扰GGT的检测。

临床生化检验应用多种检测方法，主要有光谱吸收法、电极法、火焰法和电泳技术等。

二、光谱吸收检测法

(一) 原理

光谱吸收法是临床生化检验中应用最广泛的一类分析方法。它是利用各种化学物质所具有的吸收光谱的特征,来确定其性质、结构或含量的方法。最常用的光谱吸收法是可见光及紫外光分光光度法。可见光分光光度法测定的对象是各种有色物质,有色物质的浓度与溶液颜色的深度成正比,即与吸光度成正比。紫外光分光光度法则测定吸收紫外光的物质,物质的浓度亦与吸光度有关。待测物质的吸光度根据朗伯-比尔定律计算:$A=kbc$,其中 k 是吸光系数,b 是比色杯光径,c 为溶液浓度。式中的 c 为 1 mol/L,b 为 1 cm 时,则系数 k 称为摩尔吸光系数,以 ε 表示,单位为 L/(mol·cm)。

待测样本与标准在相同条件下显色并测定各自的吸光度,由于测定体系温度、比色杯厚度和入射光波长相同,所以待测样本与标准吸光度的比值等于其浓度的比值。也可采用标准曲线法,即将一系列不同浓度的标准溶液按照一定操作过程显色后,分别测吸光度,以吸光度为纵坐标、浓度为横坐标绘制标准曲线,在相同条件下测定待测样本吸光度,从标准曲线找出相应的浓度。

(二) 影响因素

主要有化学因素、主观因素和光学因素。化学因素是指被测溶液不遵守光吸收定律所引起的误差,包括被测物浓度、溶液 pH、杂质以及放置时间的影响。主观因素是由于操作不当所致。光学因素则是由分析仪器的性能低劣所造成。

(三) 分类

据光谱吸收法原理,测定方法可分为终点分析法和连续监测法。

1. 终点分析法

终点分析法检测的是反应达到平衡时的吸光度值。又分为一点终点法和两点终点法。样品和试剂混合后,待测物与试剂的物化反应达到终点时,测定吸光度的方法称为一点终点法,如总蛋白双缩脲法、葡萄糖氧化酶法等。手工操作的大多数方法都是一点终点法。两点终点法是指在使用单试剂的情况下,在样品和试剂混合后的延滞期以后读取吸光度 A_1,一定时间后读取 A_2,计算 A_2 与 A_1 之差,求得待测物的浓度的方法。苦味酸法测定肌酐是一个典型的单试剂二点法的例子。而在使用双试剂时,分别读取试剂 1 的 A_1,试剂 2 的 A_2,然后计算两个吸光度值的差异,可有效减少样品空白对测定的干扰。

2. 连续监测法

连续测定酶促反应过程中某一反应产物或底物的浓度随时间变化的多

点数据，求出酶反应初速度，间接计算酶活性浓度的方法称连续监测法，又称动力学法或速率法。在酶促反应零级反应期，连续观察和记录一定反应时间内底物或产物量的变化，以单位时间酶促反应速度计算出酶活力的大小和代谢物的浓度。连续监测法又分两点速率法和多点速率法。观察两个时间点的吸光度，用两个吸光度的差值除以时间，计算出每分钟的吸光度的方法为两点速率法。每隔2～30秒监测一次，连续监测多次后，求出单位时间内的反应速度的方法是多点速率法。连续监测法特点是误差小、速度快、准确性高，主要使用于酶活性及其代谢产物的测定。

3. 酶活性浓度测定

酶促反应的底物与产物结构不同、光吸收谱也有差异，不仅能在可见光范围测定有色溶液的浓度，还能在紫外光波长范围测定特异的带有双键或环状结构的无色物质。其中连续监测法最常用，可分为直接法和间接法两大类。直接法是在不终止酶促反应条件下，直接测定吸光度计算出酶活性浓度；间接法以酶偶联法应用最多。酶偶联法是在反应体系中加入另一些酶试剂，所进行的酶促反应和被测酶反应偶联起来。其中作为试剂用于测定化学物浓度或酶活性的酶称为工具酶。常用工具酶多为氧化还原酶类。最常用的有两类：一类利用较高特异性的氧化酶如葡萄糖氧化酶、尿酸氧化酶等氧化葡萄糖、尿酸等底物，生成 H_2O_2，H_2O_2 主要通过以氢（或电子）为受体的指示酶和以 NAD(P)H 为辅酶参与的两类指示反应进行检测。前者主要有过氧化氢酶和过氧化物酶两类工具酶参与反应。在过氧化物酶直接催化下，H_2O_2 氧化芳香族胺色素原生成有色的色素。另一类是利用氧化一还原酶反应使其连接到 NAD(P)- NAD(P)H 反应后，根据 NAD(P)H 在 340 nm 处吸光度的变化测定各种脱氢酶。NAD(P)H 在 260 nm 和 340 nm 波长处有吸收峰，而氧化型 NAD(P)只在 260 nm 波长处有吸收峰。340 nm 波长处吸光度的变化可以反映反应体系中 NAD(P)H 量的增减。

三、电极法

利用电极、电位和物质浓度之间的关系来确定物质含量的分析方法称为电极法，亦称电位分析法。表示电极法的基本公式是能斯特方程式。电极法是基于测量原电池的电动势。一个电极的电位随待测离子浓度而变化，能指示待测离子的浓度，称为指示电极；另一个电极的电位则不受试液组成变化的影响，具有较恒定的数值，称为参比电极。指示电极和参比电极同浸入试液中，构成一个原电池，通过测定原电池的电动势，即可求得待测离子的浓度。离子选择电极法测定离子的灵敏度高，对有色、混浊溶液均可分析。利用离子选择电极法可测定 K^+、Na^+、Cl^- 等离子。

四、火焰光度法

火焰光度法是利用火焰中激发态原子回降至基态时发射的光谱强度进行含量分析的方法。经适当稀释的血清中的钠、钾等原子，受火焰热能激发，由基态升至不稳定的激发态，继而又迅速回到基态，同时释放能量，发射出元素特征性谱线。样本中待测元素激发态原子的发射光强度 I 与该元素浓度 C 成正比，$I=\mathrm{a}C$。a 为常数，与样本的组成、蒸发和激发过程有关。利用火焰光度法可测定血清中的 K^+、Na^+、Ca^{2+} 等金属离子。

影响火焰光度法的因素很多，包括有机溶剂、无机酸、样本量、供气压力以及金属元素、离子之间的相互干扰等。高脂或高蛋白血清，火焰光度法有时会出现假性低血钠或低血钾。为尽可能避免火焰变动的影响，一般采用内标法。以锂或铯溶液作为标本及标准稀释液，利用钠、钾信号的比值作为定量参数。火焰光度法所用燃料为易燃物，应注意安全。

五、电泳技术

（一）原理

蛋白质等生物大分子在缓冲液中带负或正电荷，在直流电场中向符号相反的电极移动的现象称为电泳。带电粒子在单位电场强度下（V/cm）的移动速度以迁移率 μ 表示，$\mu=Q/6\ rJI\eta$，其中 Q 为带电粒子所带正电荷的量，r 是带电粒子半径，η 为介质黏度。由于不同的蛋白质分子具有不同的电泳迁移率，在一定的支持介质中可将各种蛋白质分离。

（二）影响因素

影响电泳迁移率的因素主要有四个：电场、蛋白质分子、缓冲液和支持介质。

1. 电场强度越大，则蛋白质的迁移率越快。

2. 蛋白质分子所带电荷、分子大小、形状和荷质比不同，电泳迁移率不同。溶液的 pH 决定蛋白质的解离程度和质点的带电性质以及所带净电荷量。若溶液的 pH 小于蛋白质的等电点，则蛋白质带正电荷，在电场中向负极移动；若溶液的 pH 大于蛋白质的等电点，则蛋白质带负电荷，在电场中向正极移动。溶液的 pH 与蛋白质的等电点差距越大，质点所带电荷越多，电泳迁移率越大。

3. 缓冲液的成分、浓度和 pH 均影响蛋白质电泳迁移率。溶液中的离子浓度越大，则电泳迁移率越小。

4. 常用的支持介质有醋酸纤维素薄膜、琼脂糖和聚丙烯酰胺等。支持介质的特性包括吸附、电渗和分子筛效应也会影响迁移率。

（三）种类

据支持介质不同可将电泳分为有醋酸纤维素薄膜电泳、琼脂糖凝胶电泳、聚丙烯酰胺凝胶电泳。

1. 醋酸纤维素薄膜电泳

以醋酸纤维素薄膜为支持介质，其特点为吸附小、电泳时几乎无拖尾现象，分离速度快、电泳时间短、样品用量少，仅 3～5 μl 血清。其主要缺点是本底着色高及膜保存困难。电泳缓冲液为 pH 8.6 巴比妥缓冲液，电流 0.75 mA/cm，染料为氨基黑、丽春红或考马氏亮蓝。醋酸纤维素薄膜电泳主要用于血清蛋白的检测。正常血清电泳后可以分为 5 条区带：清蛋白(Alb)、α、β_1 和 β_2 球蛋白。通常以各区带浓度百分比(%)或绝对浓度(g/L)表示各组分的含量。病理状态下，某些蛋白组分含量发生变化，血清蛋白图谱呈异常特征。

2. 琼脂糖凝胶

以琼脂糖为支持介质，是目前生化检验应用最多的一种支持介质，其孔径较大，对一般蛋白质不起分子筛作用，分离清晰。常用于脂蛋白及 LDH、CK 等同工酶的检测。目前半自动或全自动蛋白电泳仪多用琼脂糖凝胶作为介质，其分辨率高且可自动扫描，不仅可通过计算机软件精确地计算出各类蛋白成分的百分比，也可直观地显示扫描曲线，对临床分析有很大帮助。除同工酶和脂蛋白外，也可用于血清蛋白及非浓缩尿尿蛋白的检测。

3. 聚丙烯酰胺凝胶

是由丙烯酰胺和 NN′-亚甲基双丙烯酰胺聚合而成的大分子凝胶，通过调节这两种化合物的浓度和比例可控制凝胶孔径的大小。它具有电泳和分子筛双重作用。其特点是吸附和电渗作用小、标本用量少、分离速度快及分辨率强。主要缺点是制备凝胶、脱色等步骤所需时间长，有时因所分离的条带太多而影响结果的判断与鉴别。主要用于血清脂蛋白和尿蛋白检测。

4. 毛细管电泳

毛细管电泳是近期发展的一种区带电泳方法。在毛细管一端注入样品，在毛细管两端加直流高电压实现对样品的分离，分离后的样品依次通过设在毛细管一端的检测器检出。其特点是高效、快速、灵敏、所需样品少、可自动化、应用范围广。

六、自动生化分析技术

自动生化分析仪是基于光电比色法原理进行工作的，由光电比色计或分光光度计与微机两部分组成。自动生化分析仪的种类较多，按自动化程度，分为半自动和全自动两大类；按反应装置结构分为连续流动式、分立式、离心式和“袋式”生化分析仪。按反应方式分为普通(液体)和干式生化分析仪。按仪器复杂程度和功能可分为小型、中型和大型三类。

（一）半自动生化分析仪

半自动生化分析仪是指分析过程中的部分操作如加样、加试剂或吸入、比色某一步骤需手工完成。半自动生化分析仪所用试剂为全自动生化分析仪的两倍，反应总体积一般在 500 μl 左右，进样量不少于 400 μl。可选择三种温度孵育（25℃、30℃、37℃），有终点法和连续检测法等检测模式。生化分析仪的维护和保养是质量保证及工作顺利进行的关键。使用这类仪器应注意以下几个方面：

1. 在使用过程中严禁吸入强酸试剂，因为强酸试剂会加速吸管的老化并腐蚀流动比色通路中的金属元件。

2. 为减少测试间的交叉污染，每个样品测试后应用蒸馏水冲洗管道，每次仪器使用完毕也应用蒸馏水冲洗比色杯和管道。若蒸馏水多次冲洗吸光度仍不能调“零”时，应用清洁液浸泡管道。常用的清洁液是测总蛋白的双缩脲试剂。

3. 如果仪器不吸液体，常见原因是由于吸液管被压扁而堵塞，此时需清理或更换吸液管。

4. 基于一级反应的动力学法测定项目，如不去蛋白的肌酐苦味酸动力学测定法，一定要严格掌握好启动反应即刻和吸样，并开始记录吸光度的时间差，以保证结果的重复性。另外，测定基于硫代丁酰胆碱作底物的血清 CHE 时，应严格控制进样时间，该时间越短越好。

5. 酶催化活性浓度连续监测法测定和以酶作为工具的代谢物（如尿素）的动力学测定时，要注意起始吸光度的值。如果起始吸光度太低，可能是由于样品中酶活性或待测代谢物含量较高，使在延迟期内底物基本被消耗所致，此时应将样品稀释后再进行测定。

（二）全自动生化分析仪

全自动生化分析仪是把生化分析仪中的取样、加试剂、混合、孵育反应、检测、结果计算、清洗等步骤完全由仪器自动完成，精密度高、功能齐全。分析方法除了分光光度法外，还能进行浊度法、离子选择电极法、荧光法等测定。既可用终点法，也可作连续检测法监测。目前很多分析仪都采用了双波长和多波长的光路技术，可以消除“背景噪音”，排除样品中溶血、脂血和胆红素的干扰。双试剂的出现又为消除样品的溶血、脂血和黄疸及内源性物质的干扰提供了有利条件。

在几种反应装置结构的仪器中，分立式自动生化分析仪是目前国内外多采用的设计模式。其特点是仪器机械手向各自分立的比色皿中自动定量注加样本和试剂，一定温度下孵育反应分别进行比色测定。仪器构成主要归结为：加样和加试剂、孵育温度控制、比色、数据处理和显示打印五个单元。该类仪器结构简单、交叉污染少，检测速度快。贝克曼的CX和LX系列生化分析仪，日立系列生化分析仪和奥林巴斯系列生化分析仪是目前市场占有率较高的具有代表性的分立式仪器。

（三）自动生化分析仪性能评价指标

自动生化分析仪常用性能指标有精密度、波长准确性、相关性、取样量和最小反应体积及携带污染情况等。

1. 精密度评价

仪器的精密度测试主要包括批内重复性和总精密度。批内重复性就是重复测定某项目20次，计算不精密度 CV。总精密度则是选择某一常用临床项目的两个浓度（有医学决定水平的正常和异常值），每天做室内质控。然后与厂商估计的不精密度采用 X^2 进行比较。

2. 波长校正

波长校正包括线性和准确性的检查。线性检查方法是用系列标准溶液在最大吸收处读取吸光度，然后绘制标准曲线或用回归法计算线性相关。准确性检查有两种方法：用已知准确摩尔浓度和摩尔消光系数（ε）的溶液在其特定波长比色，计算 $\varepsilon=A$ 值/摩尔浓度，然后与标准 ε 比较；与已知准确波长的仪器比较，如有漂移，应进行适当校正。

3. 相关性

不同仪器的测定结果有差异。有两台仪器以上的实验室，应进行仪器间的比对。仅有一台仪器时，为得到实验室间的一致性，可用参考实验室的仪器作比对和校正。方法相同的实验项目在不同的仪器上的测定结果用线性回归进行比较。

4. 取样量和最小反应液体积

取样量决定样品和试剂的比例，该比例越宽越好。双试剂测定中，第一试剂和第二试剂的比例以1∶1至10∶1最理想。反应液体积小，可节省试剂，节省开支。

（四）常见故障和维护

1. 取样针

取样针故障的发生率最高，主要原因有：标本表面有气泡，取样不足，使测定结果偏低；血清中有凝块，导致取样针阻塞，使测定结果偏低；取样针位置偏离，取样不准，应注意调整。

2. 试剂注加单元

试剂多含有表面活性物质，加试剂的速度过快或振摇过度，试剂表面会有气泡，此时试剂取样针前端的液面传感器会误以为取到试剂，致使测定结果偏差。因此，加试剂时要格外注意。

3. 光源

卤素灯的使用寿命较短，一般只有 1 000～1 500 小时。当灯的发光强度不够时，应及时更换。

4. 比色杯

比色杯若受到污染或破损，会使测定结果偏差。要及时更换不合格的比色杯。如采用的是石英比色杯，应定期检查清洗。

5. 清洗装置

一般说来，在吸出反应液后，仪器先用碱性溶液冲洗，再用酸性溶液冲洗，最后用去离子水冲洗三遍。但对于常规冲洗还不能清除交叉污染的实验要特别处理。例如，胆固醇测定试剂中的赋型剂胆酸盐对血清总胆汁酸的测定有干扰，在消除交叉污染的程序中，可输入程序，指令总胆汁酸不在测试胆固醇的比色杯中进行测定，如不能避开，仪器则对比色杯进行特别冲洗，防止交叉污染。

（五）用水质量

生化检验中必须用纯水配制试剂和清洗管道、容器。纯水质量直接影响试验结果的准确性。最常用的纯水有蒸馏水、去离子水和反渗透水。三种水的质量各有利弊：蒸馏水重金属、无机物、悬浮物和微生物污染较多，CO_2 不能去除；去离子水含有有机物、悬浮物和微生物；反渗透水不能有效去除更微小的离子。最好的方法是将三种纯水处理方法作不同的组合。现许多实验室采用整套纯水系统为自动生化分析仪供水。目前，对于生化分析仪用水尚未给出一个行业标准。现纯水的纯度检查一般包括电阻或电阻率、可溶性硅、氯离子含量、不挥发物和细菌含量等。

（六）实验参数设置

自动生化分析仪的工作参数是仪器工作的指令或程序。有些参数是生产制造中设置好的，如机械操作、计算机软件等。而进行每项目的具体操作指令则需操作者自行设置，主要包括：样品量、试剂量、测定方法、测试温度、校正方法、反应时间、测定波长和控制因素等。

1. 样品与试剂量

样品与试剂量的确定一般应按试剂说明书上比例，并结合仪器的特性进行设置。要考虑到检测灵敏度、线性范围，尽可能减少样品用量，以减少样品中的成分对测定的影响。一般情况下，样品体积占反应总体积的 10%。

2. 测定方法

半自动生化分析仪一般采用一点终点、两点终点、连续检测法。全自动生化分析仪适用多种方法，可根据需要选择。

3. 测试温度

IFCC推荐的酶活性浓度测定温度为37℃。现生化实验室所做其他项目的测定温度,如血糖、血脂等也都为37℃。

4. 校正方法

理想的校正品溯源性好,基质效应小。仪器内设置的校正方法一般包括二点校正、多点校正、线性、非线性。二点校正是指用一个浓度的标准品和一个试剂空白进行校正的方法,该法要求反应必须符合朗伯-比尔定律,即标准曲线呈直线。多点校正是多个具有浓度梯度的标准品用非线性法进行校正,适用于标准曲线呈多种曲线形式的项目,如多数的免疫比浊法。非线性校正包括各种对数和指数校正及量程法校正,标准曲线呈对数或指数/曲线特征的项目选择所对应方法校正。量程法则是根据标准曲线上每两点间浓度与吸光度的关系计算待测物的浓度。

5. 反应时间

某一项目的生化反应时间取决于所采用的测定方法。速率法应有两个时间点:延滞时间和测定时间。反应时间应根据试剂说明书或自己试验观察,做合理地选择和设置。

6. 波长的选择

单波长多选在指示物最大吸收波长处,此时检测具有最高的灵敏度和最好的稳定性。双波长则是用两个不同的波长测定。用主波长的吸光度减去副波长的吸光度来计算待测物的含量。主波长在反应指示物的最大吸收处。副波长的主要作用是补偿发光灯每次闪动给结果造成的差异。副波长应趋近于主波长,但吸光度应为"0"。如果副波长设置得好,还有助于去除内源性色源,如溶血、乳糜对测定的影响。例如,以NADH为指示物的测定项目,选择340 nm为测定波长,副波长应选为400 nm左右。

(七)干化学法

干化学法是相对于传统的"湿化学法"而言的,它是以被测样本中存在的液体为反应介质(液体中的水溶解了试纸条上的试剂),被测成分直接与固化于载体上的干试剂反应的一种试验方法。相对于传统液体化学分析来说,干化学分析仪器结构简单,仪器操作仅需电源,不需纯净水、酸碱冲洗液等辅助设备,不需每天添加试剂,校正一次可稳定半年。干化学法准确、重复性好、快速,可在3~5分钟内给出生化测定结果,适于急诊分析。干化学法的准确性和重复性主要取决于仪器的性能和配套试剂条的质量。要注意仪器的维护和保养,并注意试剂条的保存和失效日期。

(张春妮 王惠民 张 葵)

第六章　微生物学检验

第一节　微生物学检验基础理论

一、微生物

微生物是存在于自然界的一群体形微小，结构简单，肉眼看不见，必须借助光学或电子显微镜放大数百倍、数千倍甚至数万倍后才能观察到的微小生物。

微生物种类繁多，按其结构、组成等差异，可分为三大类。

1. 非细胞型微生物

没有典型的细胞结构，亦无产生能量的酶系统，只能在活细胞内生长繁殖。这是一类结构最简单、体形最微小的微生物。病毒以及亚病毒即属此类。

2. 原核细胞型微生物

构成该类微生物的是原核细胞，即仅有原始核质，系裸露的环状 DNA 团状结构，无核膜包绕，也无核仁；胞浆中缺乏完善的细胞器。大多数种类的微生物属此类，包括衣原体、立克次体、支原体、细菌、螺旋体和放线菌。

3. 真核细胞型微生物

构成此类微生物的属真核细胞，其细胞核的分化程度高，有核膜和核仁，细胞质内细胞器完整。真菌属此类。

二、细菌

细菌是一类具有细胞壁的单细胞原核微生物，形体微小，结构简单，仅有原始的核质，除核蛋白体外无其他细胞器。

1. 形态

细菌按其外形，分为球菌、杆菌和螺旋菌三大类。

(1) 球菌按其分裂方向和排列方式不同分为双球菌、链球菌、八叠球菌和葡萄球菌。

(2) 杆菌的大小、长短、粗细悬殊较大。多数呈直杆状，有的两端尖细呈梭状，有的两端平齐，也有的末端膨大呈棒状，小杆菌可近似于椭圆形，称为球杆菌。多为分散排列，亦有少数呈链状排列，如链杆菌。

(3) 螺旋菌按菌体弯曲的数目不同分为只有一个弯曲的弧菌和具有多个

弯曲的螺菌。

2. 大小

以微米(μm)为测量细菌大小的单位。

3. 结构

细胞壁、细胞膜、细胞质、核质等结构是所有细菌都具有的基本结构。荚膜、鞭毛、菌毛、芽胞等仅为某些细菌特有,称为细菌的特殊结构。

4. 基本结构

(1) 细胞壁:位于细菌细胞最外层,紧贴在细胞膜外,其主要成分是肽聚糖,又称粘肽,革兰阳性菌的细胞壁较厚,其组成也和革兰阴性菌的细胞壁不完全相同。细胞壁坚韧而有弹性,主要功能是维持细菌固有形态,增强细菌的抵抗力。细胞壁缺陷型细菌被称为 L 型细菌。

(2) 细胞膜:位于细胞壁内侧,紧包原生质。具有物质转运、生物合成和分泌、呼吸等作用。

(3) 细胞质:包裹于细胞膜内的溶胶质,一般含水分、蛋白质、核酸及脂类,也含少量的糖类和无机盐。细胞质还含有多种重要结构,如质粒、核蛋白体、胞浆颗粒等。

(4) 核质:为细菌的遗传物质,是由裸露的双股环状 DNA 反复回旋盘绕而成,无核膜和核仁,亦称拟核。

5. 特殊结构

(1) 荚膜:许多细菌胞壁外围绕一层较厚的黏性、胶冻样物质,称为荚膜。

(2) 鞭毛:某些细菌体表面附着有细长呈波状弯曲的丝状物,称为鞭毛,是细菌的运动器官。

(3) 菌毛:一些细菌菌体表面遍布着短而细直的蛋白质丝状物,称为菌毛,与细菌的致病性有关。

(4) 芽胞:某些细菌在一定环境条件下,细胞质脱水浓缩,在菌体内形成一个折光性强的圆形或卵圆形小体,称为芽胞。芽胞对外界的抵抗力增强,不易被杀灭。

6. 细菌的变异

细菌有两种类型的变异,即非遗传性(表型性)改变和遗传性(基因型)变异。

(1) 表型性改变:是指当外界环境条件发生改变时所引起的细菌某一性状的改变。当条件回复,可恢复原来的性状,不遗传给后代。常见的有:结构的改变、形态的改变、毒力的改变。

(2) 基因型变异:是细菌自身遗传物质(细菌染色体、质粒)发生改变而引起的变异。新获得的性状可以稳定地传给后代。

7. 细菌抗原

有菌体抗原(O 抗原)、鞭毛抗原(H 抗原)、荚膜抗原等。

8. 生长特性

细菌的代谢方式多样化,代谢活动十分活跃,以简单的二分裂方式进行繁殖,生长繁殖速度极快,易发生突变。细菌生长繁殖所需要的三大要素是:营养物质,能量,适宜的温度、湿度和气体环境。

细菌群体的生长繁殖可分为四期:迟缓期、对数期、稳定期和衰退期。

9. 细菌的致病性

指细菌引起宿主发生疾病的特性。这种特性由细菌的遗传性决定,不同种类的致病菌对宿主可引起不同的病理过程,如痢疾杆菌引起痢疾,破伤风杆菌引起破伤风。

细菌致病性的强弱程度用毒力表示,细菌种类不同,毒力的强弱也有差异。构成毒力的物质基础主要为侵袭力与毒素。

(1) 侵袭力是致病菌突破机体的防御机能,在体内定居、繁殖和扩散的能力。致病菌的侵袭力主要由菌体的表面结构和侵袭性酶组成。

参与构成侵袭力的菌体表面结构:

① 菌毛等黏附因子:细菌黏附于宿主黏膜上皮细胞是引起感染的首要条件,黏附作用的特异性也是大多数细菌选择性攻击某些宿主细胞的主要原因。革兰阴性菌的黏附因子主要是菌毛。革兰阳性菌的黏附因子是菌体表面的毛发样突出物。

② 荚膜和类荚膜物质:细菌的荚膜本身没有毒性,但荚膜能抵抗吞噬细胞的吞噬及体液中杀菌物质的作用,有利于病原菌在体内迅速繁殖,引起病变,增强细菌的致病力。

③ 细菌的侵袭性酶:某些细菌在代谢过程中能产生一些胞外消化酶以摄取营养物质。这些酶类有些可分解宿主组织成分,因而具有侵袭作用,或可直接造成组织细胞损伤,或可协助细菌抵抗吞噬细胞的吞噬,或可促进细菌在体内的扩散,主要有血浆凝固酶、透明质酸酶、链激酶等。

(2) 细菌的毒素

① 外毒素:是某些细菌在代谢过程中产生并分泌到菌体外的毒性物质。主要由革兰阳性菌产生,少数革兰阴性菌也能产生。外毒素的化学成分是蛋白质,性质不稳定,易被热、酸及酶破坏;外毒素的毒性作用强;不同细菌产生的外毒素对人体组织有选择性的毒性作用,引起特殊病变。外毒素有较强的抗原性,经甲醛处理可脱去毒性,但仍保留抗原性,成为类毒素。类毒素可刺激机体产生相应的抗毒素,用于人工自动免疫。

② 内毒素:是革兰阴性杆菌细胞壁中的脂多糖成分,只有当菌体死亡裂

解或用人工方法裂解细菌后才释放出来。不同细菌的内毒素对机体组织的毒性作用选择性不强，引起的病理变化和临床症状基本相同。

10．临床常见的致病菌

(1) 球菌：病原性球菌主要引起化脓性炎症，故又称化脓性球菌。分成革兰阳性和革兰阴性两类。临床常见的革兰阳性球菌有葡萄球菌属、链球菌属、肠球菌属，革兰阴性球菌有奈瑟菌属和卡他莫拉菌属。

(2) 肠杆菌科：是栖居在人和动物的肠道内的一大群形态、生物学性状相似的革兰阴性杆菌。肠杆菌科中包括四类常引起人类腹泻和肠道感染的细菌(埃希菌属、志贺菌属、沙门菌属、耶尔森菌属)和八种与医院感染有关的条件致病菌(枸橼酸杆菌属、克雷伯菌属、肠杆菌属、多源菌属、沙雷菌属、变形杆菌属、普罗威登菌属和摩根菌属)，以及对人致病性较强的鼠疫耶尔森菌。

(3) 非发酵菌：非发酵革兰阴性杆菌指一大群不发酵葡萄糖或仅以氧化形式利用葡萄糖的需氧或兼性厌氧、无芽胞的革兰阴性杆菌，多为条件致病菌。临床常分离到的主要有假单胞菌属、不动杆菌属、产碱杆菌属、黄杆菌属、莫拉菌属、军团菌属等。

(4) 弧菌：弧菌科包括一群氧化酶阳性、具有端极鞭毛、动力阳性的细菌。对人致病的有弧菌属、气单胞菌属和邻单胞菌属。

(5) 结核分枝杆菌：本菌为典型的抗酸杆菌，加温条件下经苯胺染料染色后不易被3%的盐酸乙醇脱色。抗酸染色后结核分枝杆菌呈红色，背景呈蓝色。营养要求高，生长缓慢，在固体培养基上2～5周才出现肉眼可见的菌落。致病物质主要是荚膜、脂质和蛋白质。引起多种脏器组织的结核病，其中以肺结核为多见。结核分枝杆菌因细胞壁含有大量脂类，故对外界理化因素抵抗力较强。对湿热敏感，60℃ 30分钟可杀灭，在70%～75%乙醇中数分钟即被杀死。

(6) 厌氧菌：是一大群在有氧条件下不生长，必须在无氧条件下才能生长的细菌。主要可分为两大类，一类是有芽胞的革兰阳性梭菌，另一类是无芽胞的革兰阳性及革兰阴性的杆菌与球菌。

(7) 苛养菌：苛养菌是指对营养要求苛刻，在普通培养基上不生长或难以生长的一类细菌。体外培养需添加特殊因子或其他营养成分，临床常见的主要包括：肺炎链球菌、卡他布兰汉菌、淋病奈瑟菌、嗜血杆菌和鲍特菌等。

三、衣原体

衣原体是一类能通过细菌滤器、严格细胞内寄生、有独特发育周期的原核细胞型生物。衣原体广泛寄生于人和动物体内，仅少数致病，其中引起人类致病的有沙眼衣原体、肺炎衣原体和鹦鹉热衣原体。衣原体在细胞内增殖时，有独特的发育周期，可见到原体和始体两种形态。原体呈球形，为成熟的衣原体，有高度传染性。始体呈圆形或卵圆形，是由宿主细胞吞饮并包围原体形成的空泡中增大而形成。始体内有纤细网状结构，故又称为网状体。始体为增殖型，它以二分裂法增殖，产生众多的子代原体而形成包涵体。成熟的原体从宿主细胞中释放，再感染新的易感细胞。绝大多数衣原体可在鸡胚卵黄囊中繁殖，在 Hela-299 细胞上生长良好。衣原体对热、化学消毒剂和抗生素敏感。

四、立克次体

立克次体是一类严格活细胞内寄生的原核细胞型微生物，介于细菌和病毒之间，具有细胞壁、二分裂繁殖，有较复杂的酶系统，对多种抗生素敏感，以节肢动物作为储存宿主或传播媒介。对人致病的立克次体主要有 3 个属，即立克次体属、柯克斯体属及罗沙利马体属。我国常见的立克次体属有引起斑疹伤寒的普氏和莫氏立克次体；引起斑点热的新疆立克次体、立氏立克次体；引起恙虫病的恙虫病立克次体。斑疹伤寒等立克次体与普通变形杆菌的某些X株的菌体具有共同的耐热多糖抗原，因而临床上常用变形杆菌代替相应的立克次体抗原进行交叉凝集反应，检查病人血清中有无立克次体的抗体。这种交叉凝集反应称为外斐反应，作为立克次体病的辅助诊断。立克次体主要致病物质是内毒素和磷脂酶 A 等。

五、支原体

支原体是一类无细胞壁、细胞膜含有丰富的胆固醇、能通过孔径 0.45 μm 的滤菌器、在无生命培养基中能生长繁殖的最小原核细胞型微生物。支原体主要以二分裂法繁殖，也以出芽、分支等方式繁殖。在含 20%血清、酵母浸膏和胆固醇的培养基中生长缓慢，初代培养 2～9 天后才能形成油煎蛋样微小菌落。人类主要致病支原体有肺炎支原体、人型支原体、生殖支原体、解脲脲原体等。

六、螺旋体

螺旋体是一类细长、柔软、弯曲呈螺旋状，运动活泼的原核细胞型微生物。其基本结构与细菌相似，如有细胞壁、原始核、以二分裂方式繁殖，对抗生素敏感等，因此，分类学上划归广义的细菌学范畴。致病性螺旋体主要有 3 个属：钩端螺旋体属、疏螺旋体属和密螺旋体属。

1. 钩端螺旋体

螺旋细密而规则，数目较多，菌体一端或两端弯曲使菌体呈问号状或 C、S 形。钩端螺旋体的基本结构由外至内分别为外膜、内鞭毛和原生质圆柱体。两根内鞭毛紧紧缠绕在原生质圆柱体表面呈螺旋状，具有与细菌鞭毛相似的功能，使钩端螺旋体活泼地沿长轴旋转运动。革兰染色阴性，但不易着色。常用 Fontana 镀银染色法，钩端螺旋体被染成棕褐色。暗视野显微镜下可见活泼运动。因折光性强而成白色的钩端螺旋体。

2. 疏螺旋体

疏螺旋体属亦称包柔螺旋体属。长 8～40 μm，宽 0.2～0.5 μm。有 3～10 个稀疏而不规则的螺旋，呈波状，运动活泼。对人致病的主要有伯氏疏螺旋体、回归热螺旋体、奋森螺旋体等。伯氏疏螺旋体是莱姆病的主要病原体。回归热螺旋体是引起人类回归热的病原体。根据回归热传播媒介昆虫的不同，可分为两类：一为虱传回归热，其病原体是回归热疏螺旋体；另一为蜱传回归热。我国流行的回归热主要是虱传型。奋森疏螺旋体长 5～10 μm，有 3～8 个不规则的疏螺旋，革兰染色阴性，专性厌氧，常与梭形梭杆菌寄生于人类口腔牙龈部。

3. 密螺旋体

螺旋细密、规则、两端尖，数目较多。对人致病的密螺旋体有苍白密螺旋体和品他密螺旋体两个种。苍白密螺旋体又分为 3 个亚种：苍白亚种、地方亚种和极细亚种，它们分别引起人类梅毒、地方性梅毒和雅司病。梅毒螺旋体属于密螺旋体属苍白螺旋体的苍白亚种，是引起人类梅毒的病原体。全长 7～8 μm，有 8～14 个致密而规则的小螺旋，两端尖直，运动活泼。梅毒螺旋体不能在无活细胞的人工培养基中生长繁殖。

七、真菌

真菌是一类真核细胞型微生物。真菌按形态结构可分为单细胞真菌和多细胞真菌两大类。单细胞真菌呈圆形或卵圆形，以出芽方式繁殖为主，常见于酵母菌或类酵母菌。多细胞真菌由菌丝和孢子组成。菌丝伸长分枝，交织成团，称为丝菌体，故这类真菌又称为丝状菌或霉菌。培养真菌最适 pH 4.0～6.0，最适温度 22～28℃。致病性真菌按其侵犯部位和临床表现不同，可分为皮肤癣真菌、深部感染真菌、皮下组织感染真菌和表面感染真菌 4 类。

八、病毒

病毒是一类个体微小，结构简单，含单一核酸（DNA 或 RNA），只能在活细胞内增殖的非细胞型微生物。病毒结构的核心部分为核酸，是病毒的基因组，其化学成分为 DNA 或 RNA。在核酸外围有蛋白质外壳，保护病毒体核酸免受环境中核酸酶或其他破坏性因素的影响，并能介导病毒核酸进入宿主细胞。

1. 病毒的生长特性

病毒只能在活的宿主细胞内增殖。增殖的方式是以亲代病毒为模板进行自我复制。绝大多数的病毒复制过程可分为下列六步：吸附、穿入、脱壳、生物合成、组装和释放。

2. 临床常见的病毒

(1) 肝炎病毒：是指以肝细胞为主要感染靶细胞并能引起病毒性肝炎的病原体。公认的人类肝炎病毒至少有 5 种，分别是甲型肝炎病毒(HAV)、乙型肝炎病毒(HBV)、丙型肝炎病毒(HCV)、丁型肝炎病毒(HDV)和戊型肝炎病毒(HEV)。还有一些与人类肝炎可能相关的病毒如已型肝炎病毒(HFV)、庚型肝炎病毒(HGV)和输血传播病毒(TTV)。

(2) 人类免疫缺陷病毒(HIV)：是获得性免疫缺陷综合征(acquired immunodeficiency syndrome，AIDS，艾滋病)的病原体，是一种反转录病毒。艾滋病的传染源是 HIV 无症状携带者和艾滋病病人，从其血液、精液、阴道分泌物、乳汁、唾液、脑脊髓液、骨髓以及皮肤、中枢神经组织等标本中，均已分离到 HIV。主要传播方式有 3 种：① 同性或异性间的性行为；② 输注带 HIV 的血液或血制品；③ 母婴垂直传播：包括经胎盘、产道或哺乳等方式。

(3) 呼吸道病毒：并非病毒分类学上的名称，而习惯上指一些以呼吸道为侵入门户、引起呼吸道局部病变或伴有全身症状的病毒的总称。呼吸道感染是人类最常见的疾病，其中绝大部分是由病毒引起的。其中常见的有流感病毒、副流感病毒、麻疹病毒、呼吸道合胞病毒、腮腺炎病毒以及其他呼吸道病毒，如风疹病毒、腺病毒、鼻病毒、冠状病毒和呼吸病毒。

2002 年新发现的一种流行广泛的呼吸道传染病——严重急性呼吸综合征(severe acute respiratory syndrom，SARS)，在我国又称为非典型肺炎，其病原体是一种变异的冠状病毒。

(4) 肠道病毒：主要经粪—口途径传播，所致疾病临床表现多样化，不同肠道病毒可引起相同症状，同一种病毒可引起不同临床表现。在病毒分类上归属于小 RNA 病毒科中的一属。重要的人类肠道病毒包括：

① 脊髓灰质炎病毒(1～3 型)：是脊髓灰质炎的病原体。病毒可侵犯中枢神经系统，破坏脊髓前角运动神经细胞，引起暂时性或永久性弛缓性肢体麻痹，多见于儿童，又名小儿麻痹症。

② 柯萨奇病毒(A 组和 B 组)：我国成人及小儿的病毒性心肌炎多由柯萨奇病毒引起。

③ 轮状病毒：是急性病毒性胃肠炎中最常见的病原体。

(李芳秋　赵旺胜　邵海枫)

第二节　微生物学检验基本知识

一、消毒灭菌

1. 消毒　杀灭或清除物体中病原微生物的过程。

2. 灭菌　杀灭或清除物体中一切微生物的繁殖体和芽胞的过程。

3. 无菌　指不含有活的微生物。

4. 无菌操作　防止微生物进入机体或物体的方法。

二、人体正常菌群

人体正常菌群是指定居在人体表面及与外界相通腔道中的各类非致病微生物，这些微生物对人体非但无害，而且具有拮抗某些病原微生物并提供营养物的作用。

三、感染

外源性病原微生物或内源性条件致病性微生物侵入人体后进行生长繁殖，释放毒性物质或使体内生态环境失调所引起的病理过程。实际上，感染就是病原体和人体之间相互作用的过程。

1. 隐性感染

病原体侵入人体后，仅引起机体发生特异性免疫应答，而不引起或只引起轻微的组织损伤，因而在临床上不显示任何症状、体征，有些需要通过免疫学检查才能发现曾有过感染。

2. 显性感染

又称临床感染，指病原体侵入人体后，不但引起机体发生免疫应答，而且通过病原体本身的作用和机体的免疫反应，导致组织损伤，引起病理改变和出现一系列的临床表现和症状。在大多数感染性疾病中，显性感染只占全部受感染者的一小部分，而隐性感染倒是最常见的表现，其数量远远超过显性感染。

3. 潜伏性感染

病原体感染人体后寄生在机体中某些部位，由于机体自身免疫功能强未引起显性感染，但又不能将病原体清除时，病原体便可长期潜伏起来，等机体免疫功能下降时，才引起显性感染，常见的潜伏性感染有单纯疱疹、带状疱疹、结核、疟疾。

4. 病原携带状态

当人体发生显性和隐性感染之后，病原体未被机体排除而呈携带状态，病原携带者是感染性疾病的重要感染源，且危害性更大。

5. 感染源

指病原体已在体内生长繁殖并能将其排出体外的人和动物。包括患者、隐性感染者、病原携带者及受感染的动物。

6. 感染途径

当病原体离开感染源后，到达另一个易感者的途径，为感染途径。常通过以下几个方面：空气、飞沫、尘埃；水、食物、苍蝇；手、用具、玩具；吸血节肢动物；血液、体液、血制品；土壤。

7. 易感人群

对某一传染病缺乏特异性免疫力的人群为易感人群。

四、医院感染

医院感染又称医院获得性感染，指住院病人在医院内获得的感染，包括在住院期间发生的感染和在医院内获得出院后发生的感染，医院工作人员在医院的感染也属院内感染。

医院感染分类：根据病原菌的来源不同，医院感染可分为外源性感染和内源性感染。外源性感染的病原体来自病人体外，如来源于其他病人、医护人员和病原携带者；内源性感染又称自身感染，病原体来自于病人体内的正常菌群，当病人免疫功能下降，体内微生态环境失衡或发生细菌易位时即可发生感染。

五、抗菌药物

抗菌药物指具有杀菌或抑菌活性的抗生素和化学合成药物，而抗生素是由真菌、放线菌、细菌产生的具有杀菌活性的代谢物质。

临床常用抗菌药物有10大类左右。

1. β-内酰胺类抗生素

这是化学结构中具有内酰胺环的一类抗生素，包括青霉素类和头孢菌素类，其主要影响细菌细胞壁的合成，为杀菌剂。

(1) 青霉素类：为人类第一个发现的抗生素，至今仍是治疗许多感染的首选药物，主要作用于革兰阳性球菌和奈瑟菌属。

(2) 头孢菌素类

① 第一代头孢菌素：主要品种有头孢噻吩、头孢唑啉、头孢拉定等。其对革兰阳性球菌有良好的抗菌作用[耐甲氧西林葡萄球菌(MRS)除外]，但对革兰阴性杆菌产生的β-内酰胺酶不稳定。

② 第二代头孢菌素：有头孢呋辛、头孢孟多。其特点对革兰阳性菌的作用与第一代相似，对多数肠杆菌科细菌有较好抗菌活性，对β-内酰胺酶较稳定。

③ 第三代头孢菌素：其特点为对葡萄球菌的作用较第一、二代弱，但对革

兰阴性菌有强大的抗菌活性，对β-内酰胺酶有高度稳定性，品种有头孢曲松、头孢噻肟、头孢他啶、头孢哌酮等。

④ 第四代头孢菌素：已上市品种有头孢吡肟、头孢匹罗等。其对革兰阳性球菌作用较第三代头孢菌素明显增强，对革兰阴性菌的作用与第三代头孢菌素相似。

（3）其他β-内酰胺类抗生素

① 头霉菌素类：有头孢替坦、头孢美唑等，具有第二代头孢菌素的特点。

② 单环β-内酰胺类抗生素：属于窄谱抗生素，对革兰阴性菌有较强的抗菌活性，但对革兰阳性菌和厌氧菌无作用，主要有氨曲南等。

③ 碳青霉烯类抗生素：有亚胺培南和美洛培南、帕尼培南，抗菌活力特别强，具有快速杀菌作用，除了嗜麦芽窄食单胞菌和脆弱类杆菌外，对几乎所有质粒或染色体介导的β-内酰胺酶高度稳定。

④ β-内酰胺酶抑制剂：临床常见的酶抑制剂有克拉维酸、舒巴坦、他唑巴坦，与β-内酰胺类抗生素联用能增强后者的抗菌活性，特别是他唑巴坦抑酶作用优于克拉维酸和舒巴坦。现在常用的复方制剂有阿莫西林/克拉维酸、头孢哌酮/舒巴坦、哌拉西林/他唑巴坦等。

2. 氨基糖苷类抗生素

氨基糖苷类抗生素抗菌谱广，对革兰阴性杆菌和革兰阳性球菌均有良好的抗菌活性，对细菌的作用机制主要为抑制蛋白质的合成，为杀菌剂。

3. 喹诺酮类抗生素

是广谱抗生素，作用于细菌细胞的DNA旋转酶，干扰DNA合成而致细菌死亡，为杀菌剂。

（1）第一代喹诺酮类：为窄谱抗生素，对革兰阳性球菌无作用，如奈啶酸、恶喹酸等。

（2）第二代喹诺酮类：对革兰阳性和阴性菌均有作用，对革兰阴性菌作用更突出，有环丙沙星、氧氟沙星、诺氟沙星等。

（3）第三代喹诺酮类：为超广谱类抗生素，对革兰阳性菌的作用高于第二代数倍，特别是对于MRS和肠球菌有较好的抗菌活性，如左氧氟沙星、帕珠沙星等。

（4）第四代喹诺酮类：抗生素抗菌活性好于第三代，对DNA旋转酶和拓扑异构酶均具有高度稳定性，如加替沙星。

4. 大环内酯类抗生素

为快效抑菌剂，影响细菌蛋白质合成。抗菌谱和青霉素相仿，主要对革兰阳性菌有效，对肺炎支原体、军团菌、非结核分枝杆菌亦有抑制作用，早期有红霉素、乙酰螺旋霉素等，新一代大环内酯类有克拉霉素、罗红霉素、阿奇霉素等。与红霉素相比，抗菌谱扩大，抗菌活性增强。

5. 四环素类和氯霉素抗生素

(1) 四环素：属于广谱抗生素，为快效抑菌剂，主要抑制细菌蛋白质的合成，亦可引起细胞膜通透性改变，使胞内核苷酸等重要成分外漏，从而抑制DNA复制。临床上常作为衣原体、立克次体和布氏杆菌感染的首选药物。常用的有四环素、米诺环素等。

(2) 氯霉素：为快速抑菌剂，抗菌谱广，可作用于各种需氧菌和厌氧菌。但现在临床不大用，原因是人类线粒体也含有70S核糖体，因而氯霉素可抑制宿主线粒体蛋白质合成，也可引起骨髓抑制。

6. 林可酰胺类抗生素

林可酰胺类抗生素属于快效抑菌剂，抑制细菌蛋白质合成，抗菌谱窄与红霉素相似，有林可霉素、克林霉素，主要作用革兰阳性球菌和厌氧菌，特别是克林霉素是治疗肺部厌氧菌、衣原体感染的首选药物。

7. 糖肽类抗生素

抗菌谱不广，但抗菌活性强，属于杀菌剂。常用的有万古霉素、替考拉宁和多粘菌素。万古霉素、替考拉宁对革兰阳性(特别是MRS)菌株非常有效，多粘菌素B对大多数革兰阴性杆菌有较高的抗菌活性，因其毒性大，现已被第三代头孢菌素和氨基糖苷类抗菌药物所取代。

8. 磺胺类药物

磺胺药阻止细菌的叶酸代谢，为抑菌剂，如与TMP联合使用则使细菌的叶酸代谢遭到双重阻断，对某些菌具有杀菌作用。品种主要有磺胺甲噁唑和磺胺嘧啶。

9. 利福霉素类

能抑制细菌RNA合成，最终导致DNA和蛋白质合成停止，为杀菌剂，主要作用于金黄色葡萄球菌(包括MRSA)和结核分枝杆菌，有利福平、利福定等。

10. 硝基呋喃和硝基咪唑类

(1) 硝基呋喃类：有呋喃妥因和呋喃唑酮，由于该药在体内易被灭活，故临床不大用。

(2) 硝基咪唑类：对革兰阳性和阴性厌养菌有较好的抗菌活性，对需养菌无效，临床上常用的有甲硝唑和替硝唑。

六、药物敏感试验

1. 敏感

表示被测细菌可被测定药物常用剂量在体内达到的浓度抑制或杀灭。

2. 中介

是介于敏感和耐药之间的一个实验缓冲区域，可防止微小的未能控制的影响因素所造成的结果解释错误，应重复试验或再以稀释法测定 MIC。另外“中介”也提示在高于正常给药量（如β-内酰胺类）或在生理性浓集部位（如尿液中的喹诺酮类）时细菌可被抑制。

3. 耐药

表示被测细菌不能被测定药物常用剂量在体内达到的浓度所抑制。

4. 最低抑菌浓度（MIC）

抗菌药物能够抑制细菌生长肉眼不能见到的最低浓度。

5. 最低杀菌浓度（MBC）

抗菌药物能杀灭 99.9%以上细菌所需的最低浓度。

七、细菌耐药机制

1. 钝化酶和灭活酶的产生

目前已分离出的钝化酶有以下几种：

（1）β-内酰胺酶：包括青霉素酶和头孢菌素酶、超广谱酶，几乎所有革兰阴性菌均可产生某些染色体介导的β-内酰胺酶。

（2）氯霉素乙酰转移酶：多数革兰阳性菌、阴性菌可产生此酶。

（3）氨基糖苷类钝化酶：多由质粒介导，基本均由革兰阴性菌产生。

（4）红霉素酶。

2. 青霉素结合蛋白改变

革兰阳性菌获得外源性 DNA（mecA 基因），编码产生一种新的与抗生素亲和力低的青霉素结合蛋白（PBP-2′）或 PBP 本身发生修饰导致对抗生素的亲和力下降，故对所有β-内酰胺类抗生素均耐药。

3. 药物作用靶位的改变

细菌细胞内抗菌药物作用于的靶位发生了改变，使抗菌药物不易结合，这是耐药发生的重要机制。

4. 膜耐药

细菌通过细胞膜结构的改变从而影响抗菌药物的进出平衡，包括细菌外膜固有屏障作用及特异性外膜孔蛋白的缺失而减少抗菌药物的进入，以及依靠主动外排系统增加抗菌药物的排出。如铜绿假单胞菌外膜对氨苄西林具有天然屏障作用，导致氨苄西林天然耐药；亚胺培南主要依靠其特异性孔蛋白 Opr D2 进入铜绿假单胞菌的菌体内发挥作用，如果孔蛋白 Opr D2 缺失突变，则成为耐亚胺培南的铜绿假单胞菌；主动外排系统是细菌降低体内抗菌药物有效浓度的主要措施，如大肠埃希杆菌的 AcrAB-TolC 外排泵可以将结构不相关的多种抗菌药物泵出体外，从而导致细菌的多药耐药。

实际上细菌的耐药机制非常复杂，许多细菌的耐药往往由多种机制协同形成。

（赵旺胜　邵海枫　李芳秋）

第三节　微生物学检验基本技术

一、培养基

1. 基础培养基

含有细菌生长所需的基本营养成分，最常用的是肉浸液，俗称肉汤，主要成分含牛肉浸液（粉）和蛋白胨。基础培养基广泛用于细菌的增殖、检验，也是制备其他培养基的基础成分。

2. 营养培养基

在基础培养基中可加入葡萄糖、血液、生长因子等特殊成分，供营养要求较高的细菌和需要特殊生长因子的细菌生长。最常用的是血琼脂平板、巧克力平板等。

3. 鉴别培养基

利用细菌分解糖类和蛋白质的能力及其代谢产物的不同，在培养基中加入特定的作用底物和指示剂，观察细菌生长过程中分解底物所释放的不同产物，通过指示剂的不同反应来鉴别细菌。例如糖发酵管、克氏双糖铁琼脂管、伊红一亚甲蓝琼脂等。

4. 选择培养基

在培养基中加入抑制剂，抑制标本中的杂菌生长，有助于对所选择的细菌种类的生长。例如培养肠道致病菌的 SS 培养基，其中的胆盐能抑制革兰阳性菌，枸橼酸钠和煌绿能抑制大肠埃希菌，因而使致病的沙门菌、志贺菌容易被分离。

5. 特殊培养基

包括厌氧培养基和细菌 L 型培养基等。前者是培养专性厌氧菌的培养基，除含营养成分外，还加入还原剂以降低培养基的氧化还原电势，如疱肉培养基、巯基乙醇酸钠培养基等。后者是针对细胞壁缺损的细菌 L 型，由于胞内渗透压较高，故培养基必须采用高渗（30～50 g/L NaCl、100～200 g/L 蔗糖或 70 g/L 聚乙烯吡咯烷酮等）琼脂培养基。

6. 运送培养基

临床标本置于其中，使微生物在接种前数量不增殖也不减少，并维持一定的比例。如为分离粪便中志贺菌而设计的 30％甘油缓冲盐水。

二、临床微生物标本的采集要点

标本的采集要遵循早期、无菌操作、适量和安全的原则。使用适当的方法采集和运送标本是诊断感染性疾病的关键。不同的标本有不同的采集方式。血液及无菌体液(如脑脊液、胸膜液、腹膜液、关节液、心包液等)要严格按无菌操作技术采集。尿液标本包括清洁中段尿、导尿和耻骨上穿刺尿等,留取中段尿(最好留取清晨第一次尿或距上一次排尿 2 小时以上)前,先用皂液和清水清洁外阴(男性应注意将阴茎包皮翻起),用无菌尿杯接取中段尿液≥1 ml;导尿和耻骨上穿刺尿按无菌操作技术采集。鼻、咽、喉拭子要注意将拭子缓缓插入采集部位,轻轻旋转后抽出,直接接种适当的培养基或插入运送培养基送细菌室。痰标本最好采集清晨的第一口痰,收集前应先刷牙漱口,然后深咳,也可用气管穿刺、支气管刷、支气管肺泡灌洗等技术留取下呼吸道标本。粪便标本用清洁干燥容器留取。伤口用无菌生理盐水或 70%乙醇除去表面覆盖的分泌物,用无菌拭子采集;深部脓肿最好用无菌注射器采集,注意从脓腔壁取样,尽量不用无菌拭子采集。泌尿生殖道标本应清洗外阴后,用无菌拭子采集。采集后的标本应注意保持病原体的活性,尽快送检(一般要求 2 小时以内送达,特殊标本如导管尖端、脑脊液、眼部标本、各种体液标本等要求在 15 分钟内送达,粪便标本室温条件下 1 小时内送达,脑脊液标本不能冷藏),在运送过程中要防止标本外溢或受到污染。

三、标本接种技术

1. 平板划线法

在被检标本中,常混杂有多种细菌,平板划线法可使这多种细菌在培养基表面分散生长,各自形成菌落,以便根据菌落的形态及特征,挑选单个菌落进行纯培养。常用的平板划线法有以下两种:

(1) 连续划线法:此法主要用于杂菌不多的标本。用接种环取标本少许,于平板 1/5 处密集涂布,然后来回做曲线连续划线接种,线与线之间有一定距离,划满平板为止。

(2) 分区划线法:本法适用于杂菌量较多的标本。先将标本均匀涂布于平板表面边缘约占平板 1/5 面积的区(第一区)内,再在一、二、三……区依次连续划线。每接种完一个区,均将接种环灭菌一次。每一区的划线均接触上一区的接种线 1～2 次,使菌量逐渐减少,以获得单个菌落。

2. 斜面划线法

该法主要用于单个菌落的纯培养、保存菌种或观察细菌的某些特性。用灭菌的接种环取单个菌落或少许细菌,从培养基斜面底部向上划一条直线,然后从底部向上作连续曲线划线,一直划到斜面顶端。

3. 穿刺划线法

此法主要用于半固体培养基、明胶及双糖管的接种。用接种针取细菌少许,从半固体中央,平行于管壁垂直刺入,接近管底但不可接触管底,然后接种针沿原路返回。

4. 倾注平板法

测定牛乳、饮水和尿液等标本细菌数时常用此法。标本经适当稀释后,取一定量加入已灭菌的平皿内,倾入已溶化并冷却至45℃左右的定量培养基,混匀,待凝固后倒置、培养。根据培养基内的菌落数和稀释倍数,即可计算出标本的细菌数。

5. 平板涂布法

常用于纸片法药物敏感性测定,也可用于被检标本中的细菌计数。加定量的被检菌液于琼脂平板表面,然后用灭菌的棉签(药物敏感性测定)或L型玻璃棒反复涂布几次,使被检物均匀分布在琼脂表面,然后贴上药敏纸片培养,或直接培养观察结果。

6. 液面接种法

多用于一些液体生化试验管的接种。用灭菌接种环(针)取菌少许,在试管内壁与液面交界处的管壁上轻轻研磨,使细菌混合于培养液中。

四、细菌的形态学检查

1. 不染色标本的检查

细菌不经染色直接镜检,主要用于检查细菌的动力。常用的方法有压滴法和悬滴法。通常用普通光学显微镜观察,如用暗视野显微镜或相差显微镜观察效果更好。观察时要注意区分细菌自身的移动和布朗运动(水分子撞击细菌的原地颤动)。

2. 染色标本的检查

细菌经染色后,能清楚地观察到细菌的形态、大小和排列方式,还可以根据被染成的颜色进行分类。常用的染色方法有革兰染色、抗酸染色等。

(1) 革兰染色

制片:用菌液涂片时,可用接种环取一环菌液点在载玻片上,直接涂布;用菌落制片时,先取生理盐水一滴,置玻片上,用接种环挑取菌落,将细菌放在生理盐水内研匀成菲薄的菌膜。制片自然干燥后,火焰固定。

染色:① 初染,加结晶紫染液于涂片上,染1分钟后,用水洗去染液。② 媒染,加碘液染1分钟,水洗。③ 脱色:加95%乙醇,不时摇动约30秒,至无紫色脱落为止,水洗。④ 复染:加稀释苯酚复红染30秒,水洗,干后镜检。

结果:革兰阳性菌染成紫色,革兰阴性菌染成红色。

(2) 抗酸染色

染色：① 细菌涂片经火焰固定，滴加苯酚复红溶液微火加热，保持染液冒蒸汽，但不宜煮沸和烘干。染5分钟，水洗。② 加3%盐酸乙醇脱色，至玻片上几乎无红色为止（弱抗酸菌用1%硫酸乙醇脱色），水洗。③ 加复染液碱性亚甲蓝复染1分钟，水洗。④ 干后镜检。

结果：抗酸杆菌染成红色，非抗酸菌染成蓝色。

五、细菌培养

1. 普通培养法

本法是临床细菌室最常用的培养方法，培养所用的气体为空气，适用于一般需氧和兼性厌氧菌的培养。将已接种的培养基置于35℃温箱中孵育24～72小时。也有少数细菌采用其他不同的温度孵育。

2. 二氧化碳培养法

有些细菌在初次分离培养或生长过程中应置于5%～10% CO_2 气体环境才能生长良好，如脑膜炎奈瑟菌、嗜血杆菌属等。常以二氧化碳培养箱、烛缸法、化学法供给 CO_2 气体。

3. 厌氧培养法

厌氧菌在有氧条件下不能生长，必须在无氧的环境中才能生长，常用的培养方法有厌氧罐法、气袋法及厌氧箱法三种。

六、细菌鉴定的基本试验

1. 碳水化合物的代谢试验

是鉴定细菌最主要和最基本的试验，特别是在肠杆菌科细菌的鉴定中。由于细菌各自具有不同的酶系统，故对糖（醇、苷）类的反应能力不尽相同。有的能分解某些糖类，生成酸又生成气体；有的只能生成酸不能生成气体；有的能分解某些糖类，生成不同的产物；有的则根本不能分解。凭此特点，可以鉴别细菌。根据细菌在分解葡萄糖的过程中对分子氧的需求不同可分为以下三类：必须有分子氧参加的称为氧化型；可以进行无氧酵解的称为发酵型；在有氧和无氧条件下均不分解葡萄糖的称为产碱型。

（1）糖（醇）类的发酵试验：在培养基（固体、液体和半固体）中加入0.5%～1%的糖（醇）类，接种纯菌后，35℃温箱中孵育24～72小时观察结果。接种菌如能分解培养基中的糖（醇）类产酸时，培养基中的指示剂呈酸性反应；产气可使液体培养基中倒置的管内或半固体培养基内出现气泡，固体培养基内出现裂隙。

（2）氧化/发酵（O/F）试验：同时接种2支葡萄糖管，其中1支加灭菌液体石蜡隔绝空气。培养基置35℃温箱中孵育48小时或更长观察结果。2支葡萄糖管试验结果均阳性为发酵型，加液体石蜡的1管阴性，不加液体石蜡的1管阳性为氧化型。

(3) 甲基红试验：某些细菌能分解葡萄糖产生丙酮酸，并进一步分解丙酮酸产生甲酸、乙酸、乳酸等使 pH 下降至 4.5 以下，加入甲基红试剂后呈红色，为阳性。若分解葡萄糖产酸量少，或产生的酸进一步分解为其他非酸性物质，则 pH 在 6.2 以上，加入甲基红试剂后呈黄色，为阴性。

(4) V－P 试验：某些细菌能分解葡萄糖产生丙酮酸，丙酮酸脱羧产生乙酰甲基甲醇，乙酰甲基甲醇在碱性环境中，被空气中的氧气氧化为二乙酰，进而与培养基中的精氨酸所含的胍基起作用，生成红色化合物为阳性。试验时加入 α-萘酚可加速反应。

(5) 七叶苷水解试验：有的细菌可将七叶苷分解成葡萄糖和七叶素，七叶素与培养基中枸橼酸铁的二价铁离子起反应，生成黑色化合物，使培养基呈黑色。

2. 蛋白质和氨基酸的代谢试验

(1) 明胶液化试验：某些细菌可产生明胶酶，使明胶分解为氨基酸，从而失去凝固力，使半固体的明胶培养基成为流动的液体。

(2) 吲哚试验：某些细菌具有色氨酸酶，能分解蛋白胨水中的色氨酸生成吲哚，当加入吲哚试剂(对位二甲氨基苯甲醛)后形成红色的玫瑰吲哚。

(3) 硫化氢试验：某些细菌能分解培养基中的含硫氨基酸(如胱氨酸、半胱氨酸)产生硫化氢，硫化氢遇铅或亚铁离子则形成黑褐色的硫化铅或硫化铁沉淀。此试验可间接检测细菌是否产生硫化氢。

(4) 尿素分解试验：某些细菌具有尿素分解酶，能分解尿素并产生大量的氨，使培养基呈碱性。

(5) 苯丙氨酸脱氨酶试验：某些细菌可产生苯丙氨酸脱氨酶，使苯丙氨酸脱去氨基，形成苯丙酮酸，加入氯化铁试剂后产生绿色反应。

(6) 氨基酸脱羧酶试验：具有氨基酸脱羧酶的细菌，能分解氨基酸使其脱羧成胺和二氧化碳，使培养基变碱。使指示剂显示出来。

3. 碳源和氮源的利用试验

(1) 枸橼酸盐利用试验：某些细菌能以铵盐为唯一氮源，可在枸橼酸盐培养基上生长，分解枸橼酸盐，使培养基变碱。

(2) 丙二酸盐利用试验：有的细菌可利用丙二酸盐为唯一碳源，将丙二酸盐分解生成碳酸钠，使培养基变碱。

4. 酶类试验

(1) 氧化酶试验：氧化酶(细胞色素氧化酶)是细胞色素呼吸酶系统的最终呼吸酶。具有氧化酶的细菌，首先使细胞色素 C 氧化，再由氧化型细胞色素 C 使对苯二胺氧化，生成有色的醌类化合物。

(2) 过氧化氢酶试验(触酶试验)：具有过氧化氢酶的细菌，能催化过氧化氢生成水和新生态氧，继而形成分子氧，出现气泡。

(3) 硝酸盐还原试验：硝酸盐还原反应包括两个过程：一是在合成过程中，硝酸盐还原为亚硝酸盐和氨，再由氨转化为氨基酸和细胞内其他含氮化合物；二是在分解代谢过程中，硝酸盐或亚硝酸盐代替氧作为呼吸酶系统中的终末受氢体。能使硝酸盐还原的细菌从硝酸盐中获得氧而形成亚硝酸盐和其他还原性产物。但硝酸盐还原的过程因细菌不同而异，有的细菌仅使硝酸盐还原为亚硝酸盐，如大肠埃希菌；有的细菌则使其还原为亚硝酸盐和离子态的铵；有的细菌能使硝酸盐或亚硝酸盐还原为氮，如假单胞菌等。硝酸盐还原试验是测定还原过程中所产生的亚硝酸。

(4) 凝固酶试验：致病性葡萄球菌可产生两种凝固酶。一种是结合凝固酶，结合在细胞壁上，使血浆中的纤维蛋白原变成纤维蛋白而附着于细菌表面，发生凝集，可用玻片法检出；另一种是分泌至细菌外的游离凝固酶，作用类似凝血酶原物质，可被血浆中的协同因子激活为凝血酶样物质，而使纤维蛋白原变成纤维蛋白，从而使血浆凝固，可用试管法测出。

(5) CAMP 试验：B 群链球菌能产生 CAMP 因子，促进葡萄球菌的 β-溶血素溶解红细胞的活性，在两菌的交界处出现增强的溶血区。

(6) 胆汁溶菌试验：胆汁或胆盐可溶解肺炎链球菌。

5. 血清学方法

常用的方法有凝集反应、免疫荧光技术、酶免疫测定等（详见免疫学检验基本技术）。

七、细菌鉴定的基本方法

细菌鉴定的基本思路是首先进行革兰染色以区分细菌的基本形态和革兰染色性。根据形态和染色性的不同做一些大的分类试验，如革兰阴性杆菌做氧化酶试验，革兰阳性球菌做触酶试验，其后再进行不同的生化试验，必要时进一步进行血清学试验。根据采用的生化试验方式的不同可分为手工生化试验和商品化的生化反应试剂条（卡）试验。根据对生化试验数据的判读和处理方式的不同，又可分为人工分析、数码分析。微生物自动化鉴定系统则是将生化试验的结果判读和数据处理过程全部采用自动化程序，直接给出鉴定结果。

1. 手工鉴定方法

通常是指将需要鉴定的细菌接种到人工配制的各种生化鉴定试管中，根据试验结果阳性或阴性来判定该菌的鉴定结果。

2. 数字编码方法

通常是指将需要鉴定的细菌接种到商品化的生化反应试剂条上（也可按编码设定的生化试验接种人工配制的各种生化鉴定试管），将所测得的试验结果(阳性或阴性)按规定的排列顺序转换成数字,通常是每3个试验为一组赋予不同的分值,每组中第一个试验阳性记1分,第2个试验阳性记2分,第3个试验阳性记4分,阴性均记0分,把每一组的分值相加即可得到0～7之间的任一数字,按组排列数字即可得到1个编码值,将所得的编码值在编码检索本中查码(也可以将结果输入电脑,由计算机的程序系统自动进行这一过程),即可得到该菌的鉴定信息。如果排序为第一的细菌百分鉴定率(%id)≥80.0,可将未知菌鉴定至此条目。如果排序为第一的细菌百分鉴定率<80.0,就将前2个条目的细菌百分鉴定率相加;若还不足80.0,则将前3个条目相加。能够相加的条目必须为同一种菌的不同生物型或同一菌属,相加后细菌的百分鉴定率≥80.0,有2种可能:相加在一起的条目为同一种菌的不同生物型,则鉴定到种;为同一菌属的,则鉴定到属。如果前几个条目既不属于同一种菌,又不属于同一细菌属,则需要重新分纯细菌或补充生化鉴定试验,否则结果不可接受。

3. 仪器鉴定系统

仪器由读数仪和电脑两部分组成,实际是将结果的判读和查对编码工作全部由计算机来完成。根据试验完成后将试验卡放入仪器由读数仪一次性读取,还是从开始就将试验卡放入仪器,由读数仪每间隔一定的时间读取一次,可将仪器分为半自动和全自动。前者必须将充入待测菌的试验卡孵育到规定的时间,再读取;后者则由仪器根据对照孔的数据,自动判定试验是否已完成,有些生化反应活泼的细菌4小时左右即可给出结果。

八、常见细菌的初步分群

无论采取手工方法或仪器法来鉴定细菌,均要求从事细菌学工作的技术人员对细菌的分群有明确的概念和清晰的思路。

1. 球菌的初步分群　球菌按革兰染色性的不同分为阳性球菌和阴性球菌。阳性球菌首先进行触酶试验,分为触酶阳性和阴性两群,对人类致病的阴性球菌氧化酶试验均阳性(不包括厌氧球菌)。在此基础上再进一步的鉴定(参见表6-1、表6-2)。

表6-1　触酶阳性的革兰阳性球菌各菌属的区别

	葡萄球菌属	微球菌属	口腔球菌属	活动球菌属
簇状排列	+	+	+	+
四联状排列	−	+	−	−
荚膜	−	−	+	−

续表 6－1

	葡萄球菌属	微球菌属	口腔球菌属	活动球菌属
动力	－	－/＋	－	＋
厌氧发酵葡萄糖	＋	－/＋	＋	－
50 g/L NaCl 生长	＋	＋	－	＋
呋喃唑酮[a]	S	R	－	－
杆菌肽[b]	R	S	－	ND

注：a：100 μg/片，抑菌圈≥10 mm 为敏感(S)，＜9 mm 为耐药(R)。

b：0.04 U/片，S 的抑菌圈为 10～25 mm。

表 6－2　常见触酶阴性的革兰阴性球菌各菌属的区别

属名	菌体排列	万古霉素	PYR LAP	胆汁七叶苷	6.5 g/L NaCl	生长温度		动力	溶血型
						10℃	45℃		
肠球菌属	链状、成对	S	＋	＋	＋	＋	＋	＋	Vα,β,γ
链球菌属	链状、成对	S	－/＋	＋	－/＋	－/＋	－	V	－α,β,γ
气球菌属	簇状、成对	S	V	V	V	＋	－	＋	－α
孪生球菌属	簇状、成对	S	＋	V	－	－	－	－	－α,γ
创伤球菌属	链、簇状	S	＋	－	－	V			γ

注：PYR：吡咯烷酮芳基酰胺酶；LAP：亮氨酸氨基肽酶；V：反应不定。

2. 杆菌的初步分群

杆菌按革兰染色性的不同分为阳性杆菌和阴性杆菌。阳性杆菌可以根据触酶试验分为触酶阳性和阴性两群，分枝状排列的要进行抗酸染色和弱抗酸染色；阴性杆菌首先要进行氧化酶试验。在以上基础上再行进一步的鉴定(参见表 6－3、表 6－4、表 6－5、表 6－6、表 6－7、表 6－8)。

表 6-3　常见革兰阴性杆菌的初步分群

	葡萄糖氧化、发酵	氧化酶	形　态	鞭　毛
肠杆菌科	F	—	杆状	周鞭毛或无
弧菌科	F	+	弧形	单鞭毛
假单胞菌属	O/—	+	杆状	单、丛、周鞭毛[a]
不动杆菌属	O	—	球杆状、杆状	无
嗜麦芽窄食单胞菌	O	—	杆状	有鞭毛
黄杆菌属	O	+	杆状	无
产碱杆菌属	—	+	杆状	周鞭毛

注：a：鼻疽假单胞菌无鞭毛。

表 6-4　肠杆菌科初步分类

属　名	苯丙氨酸	葡萄糖酸盐
变形杆菌属	+	—
普罗维登斯菌属	+	—
摩根菌属	+	—
克雷伯菌属	—	+
肠杆菌属	—	+
沙雷菌属	—	+
多源菌属	—	+
哈夫尼亚菌属	—	+
埃希菌属	—	—
志贺菌属	—	—
沙门菌属	—	—
枸橼酸杆菌属	—	—
爱德华菌属	—	—
耶尔森菌属	—	—

表 6-5　苯丙氨酸阳性的各菌属的鉴别

试　验	变形杆菌属	普罗维登斯菌属	摩根菌属
H_2S	+	—	—
鸟氨酸	+/—	—	+
枸橼酸盐	+/—	+	—

表 6-6　葡萄糖酸盐阳性各菌属的鉴别

试　验	克雷伯菌属	肠杆菌属	沙雷菌属	哈夫尼亚菌属	多源菌属
动　力	−	+	+	+	+
山梨醇	+	+/−	+	−	−
DNA 酶	−	−	+	−	−
棉籽糖	+	+	+/−	−	+/−

表 6-7　苯丙氨酸、葡萄糖酸盐阴性各菌属的鉴别

试　验	埃希菌属	志贺菌属	沙门菌属	枸橼酸杆菌属	爱德华菌属	耶尔森菌属
H_2S	−	−	+/	+/−	+	−
动力	+	−	+	+	+	+
枸橼酸盐	−	−	+/−	+	−	−
靛基质	+	−/+	−	−/+	+	+
赖氨酸	+/−	−	+	−	+	−

表 6-8　常见非发酵葡萄糖革兰阴性杆菌生化简表

	克氏双糖	葡萄糖	甘露醇	动力	靛基质	枸橼酸盐	硝酸盐	七叶苷	乙酰胺
铜绿假单胞菌	−/−	+°	−	+	−	+	+	/	+
腐败谢瓦纳拉菌属	−/H_2S	+°	−	+	−	−	−/+	−	−
嗜麦芽窄食单胞菌	−/−	−	−	+	−	−	−/+	+	−
黄杆菌属	−/−	−	−	−	(+)	−	+/−	+/−	−
黄单胞菌属	−/−	−	−	+	−	−	−	−	−

九、药物敏感试验方法

1. K-B法(琼脂扩散法)

将含有定量抗菌药物的纸片贴在已接种测试菌的 MH 琼脂平板上，孵育16～18 小时(检测肠球菌对万古霉素或葡萄球菌对苯唑西林的敏感性需 24 小时)，纸片中所含的药物吸收琼脂中水分溶解后不断向纸片周围扩散形成递减的梯度浓度，在纸片周围抑菌浓度范围内测试菌的生长被抑制，从而形

成无菌生长的透明圈即为抑菌圈。抑菌圈直径的大小反映了测试菌对测定药物的敏感程度,并与该药对测试菌的 MIC 呈负相关关系。

2. 稀释法

分为肉汤稀释法和琼脂稀释法。肉汤稀释法分为常量稀释法(试管法)和微量稀释法(微孔板法),前者每管含对倍系列稀释药物浓度的 MH 肉汤量≥1.0 ml(通常为 2 ml),后者每孔含对倍系列稀释药物浓度的 MH 肉汤 0.1 ml 或0.2 ml。琼脂稀释法是首先配制 10 倍量的对倍系列稀释浓度的药物,再将各稀释浓度的药物与 MH 琼脂培养基(48~50℃)按 1∶10 混匀后浇注平板。以上方法在接种细菌孵育 16~18 小时后观察生长情况,以能完全抑制细菌生长的测试药物浓度为最低抑菌浓度(MIC)。

3. E 试验(E - test)

是一种结合稀释法和扩散法原理对微生物药敏试验直接定量的技术,E 试验是一条 5 mm×50 mm 的无孔试剂载体(试条),一面固定有浓度呈系列稀释的药物,另一面标有药物浓度呈半对倍系列稀释的判读刻度。将 E 试条贴在已接种测试菌的琼脂平板上,经孵育过夜,围绕 E 试条可见椭圆型抑菌圈,圈的边缘与试条交点的刻度浓度即为抑菌浓度(IC)。

4. 自动化仪器法

仪器所配套的微量药物稀释卡上,每种抗菌药物至少含有 2 个折点浓度,有的还另加 1~2 个相关浓度的冻干药物。充入菌液后,使用半自动仪器检测的,在孵育到规定的时间后,将试验卡放入仪器由读数仪一次性读取后给出药敏试验的结果;使用全自动仪器检测的,试验卡在仪器的孵育箱中孵育,读数仪每间隔一定的时间读取一次,试验完成后自动给出药敏试验的结果。这些仪器所配备的专家软件系统,可以自动给出对耐药机制的提示。

十、常见耐药表型检测(β-内酰胺酶及 MRS 检测)

1. β-内酰胺酶检测

(1) 头孢硝噻吩滤纸片法:头孢硝噻吩是一种产色头孢菌素,当 β-内酰胺环被酶打开后,可由黄色转变为红色。用接种环挑取受试菌落于商品化头孢硝噻吩滤纸片上,于 10 分钟内出现红色即阳性。

(2) 碘淀粉测定法:用接种环挑取受试菌落数个混于青霉素溶液中,室温下振摇 30 分钟。加入淀粉液后,再加入碘液,溶液变蓝,继续振摇。若检测菌产生酶,则可水解青霉素 β-内酰胺环变为青霉素噻唑酸,后者与碘结合,使碘淀粉复合物转变为无色,10 分钟内蓝色消失者为产酶株。

(3) 超广谱 β-内酰胺酶(ESBLs)检测:按 NCCLS(美国临床实验室标准化委员会)的规则,ESBLs 的检测仅用于大肠埃希菌、肺炎克雷伯菌和产酸克雷伯菌。

①筛选试验：在K－B法药物敏感试验中，下列药物的抑菌圈直径出现以下现象，头孢泊肟≤22 mm、头孢他啶≤22 mm、氨曲南≤27 mm、头孢噻肟≤27 mm、头孢曲松≤25 mm，可疑有ESBLs产生，需做表型确认试验。

②表型确认试验：按K－B法药物敏感试验方法，头孢他啶/棒酸比头孢他啶的抑菌圈直径增加5 mm以上或(和)头孢噻肟/棒酸比头孢噻肟的抑菌圈直径增加5 mm以上时，判定为产ESBLs。也可用稀释法检测，头孢他啶/棒酸比头孢他啶的MIC值降低3个以上对倍稀释度或(和)头孢噻肟/棒酸比头孢噻肟的MIC值降低3个以上对倍稀释度，判定为产ESBLs。

2. 耐甲氧西林葡萄球菌(MRS)检测

在MH琼脂上检测葡萄球菌对1 μg苯唑西林纸片的抑菌圈，抑菌圈直径≤10 mm的金黄色葡萄球菌，抑菌圈直径≤17 mm的凝固酶阴性葡萄球菌称为MRS；如为中介(对金黄色葡萄球菌的抑菌圈直径在11～12 mm)，需进行苯唑西林一盐琼脂筛选试验，即在含6 μg/ml苯唑西林和40 g/L NaCl的MH琼脂上点种待测菌液(目前仅限金黄色葡萄球菌)，生长者为MRS。如用稀释法检测，MIC≥4 μg/ml的金黄色葡萄球菌和MIC≥0.5 μg/ml的凝固酶阴性葡萄球菌为MRS(MRS的检测不适用于腐生葡萄球菌)。

十一、真菌的鉴定

1. 形态学检查

直接镜检对真菌病的诊断较细菌更为重要。许多真菌标本不需染色即可直接镜检，如癣病标本多用KOH湿片检查法，即取病发或病损部位皮屑、甲屑置于载玻片上，加100～200 g/L KOH液，然后加盖玻片并微微加热，使标本组织溶解透明，在显微镜下可观察到真菌的孢子和菌丝。病人脑脊液标本中的新生隐球菌检测常采用墨汁负染色法，取一滴优质墨汁置于载物玻片上与被检材料混合，在普通光学显微镜下观察，背景为黑色，新生隐球菌和荚膜不着色。

2. 分离培养和鉴定

标本接种含氯霉素的沙保弱培养基或商业化的显色培养基。在显色培养基上，常见的假丝单孢菌如白色假丝酵母菌、热带假丝酵母菌等可显出不同的颜色，无须进一步鉴定。

(1) 芽管形成试验：将假丝酵母菌接种于0.2～0.5 ml人或动物血清中，35℃孵育1.5～4小时，镜检观察有无芽管形成，白色假丝酵母菌可形成芽管。

(2) 厚膜孢子形成试验：将假丝酵母菌接种于玉米粉吐温－80琼脂小培养上，观察白色假丝酵母菌的厚膜孢子。

(3) 小培养法：取厚2～3 mm，每5 mm×8 mm的方形培养基一块，置于载物玻片上，在此小块培养基的四角种植待检菌种，盖上一块灭菌的盖玻片，

25℃孵育，每24小时一次，观察所形成的结构特征。

(4) 仪器法：用于鉴定假丝酵母菌，将待检酵母菌调至说明书规定的浓度，充入检测卡后，28℃孵育24～48小时，放入仪器，经读数器读取后，自动给出鉴定结果。

（邵海枫　李芳秋　赵旺胜）

第七章　免疫学检验

第一节　免疫学检验基础理论

一、免疫器官

免疫器官是指实现免疫功能的器官和组织。包括中枢免疫器官和外周免疫器官。

1. 中枢免疫器官

由胸腺、骨髓组成，它是免疫细胞发生、增殖、分化、成熟的场所。

（1）胸腺：分为左右两叶，主要由胸腺细胞和胸腺基质细胞组成，可分为皮质和髓质二个区域，皮质区位于外层，髓质区位于内层，未成熟的胸腺细胞位于皮质，胸腺细胞在皮质内发育成熟，成熟后的胸腺细胞进入髓质，然后离开髓质进入外周血循环。哈索尔小体（Hassall's corpuscles）是胸腺髓质的特征，它由网状上皮细胞组成，并呈同心圆排列。

功能：① T细胞分化成熟的场所；② 胸腺激素分泌；③ 免疫调节。

（2）骨髓：由血管、脂肪细胞和骨髓基质细胞组成。

功能：① 造血器官。② 各种免疫细胞的发源地。③ 发生免疫应答的场所。④ 腔上囊的同功器官。

2. 外周免疫器官

由淋巴结、脾脏、皮肤相关淋巴组织、黏膜相关淋巴组织组成。

功能：淋巴细胞定居、发生免疫应答的场所。

（1）淋巴结：由一层包膜包绕，内由充满淋巴细胞、巨噬细胞和树突状细胞的网状组织所组成。内部可分为外周皮质区和中心髓质区，介于两者之间的副皮质区。

淋巴结的功能：① 发生免疫应答的场所。② 淋巴细胞再循环。③ 滤过淋巴液。

（2）脾脏：脾脏是体内最大的淋巴器官，其结构类似淋巴结。

功能：① 胚胎期重要的造血器官，出生后血液的储库和滤器。② 淋巴细胞储库和滤器。③ 免疫应答的场所。④ 分泌体液因子。

（3）黏膜相关淋巴组织：肺及小肠黏膜固有层；完整滤泡；扁桃体、小肠的派氏集合淋巴结、阑尾。

功能：黏膜相关淋巴组织产生分泌型 IgA(sIgA)，发挥局部免疫作用。

(4) 皮肤相关淋巴组织：皮肤相关淋巴组织包括表皮层的朗汉细胞和真皮层的 T 细胞、巨噬细胞、肥大细胞。

功能：皮肤既是免疫应答的激发部位又是免疫应答的效应部位。

二、免疫细胞

免疫细胞是指参与免疫应答及与免疫应答相关的细胞。

1. 淋巴细胞

(1) T 细胞

① T 细胞受体(TCR)：是 T 细胞识别外来抗原并与之结合的特异性受体，表达于所有成熟的 T 细胞表面。TCR 复合体由 TCR 和 CD3 组成。

② 分化群：是淋巴细胞表面与分化发育有关的抗原，WHO 建议用白细胞分化抗原(CD)命名。a. CD2：表达于人类的 T 细胞和 NK 细胞表面，为黏附分子之一。因为可以和绵羊红细胞结合又称之为“绵羊红细胞受体”。b. CD3：表达于人类的 T 细胞表面，为 T 细胞共同表面标志。功能是传递活化信息并激活细胞。c. CD4、CD8：为 T 细胞亚群的表面标志。$CD4^+$ T 细胞包括 Th 细胞(协助 B 细胞产生抗体和 T 细胞分化成熟)，Td 细胞(参与免疫应答的效应阶段和迟发性超敏反应中的淋巴因子释放)。$CD8^+$ T 细胞包括 Tc 细胞(效应阶段使靶细胞溶解)，Ts 细胞(抑制 B 细胞产生抗体，抑制其他 T 细胞分化、增殖)。d. CD7、CD28：CD7 也为 T 细胞表面的共同标志。CD28 由某些 Th 细胞表达，传递协同刺激信号，与细胞活化相关。

(2) B 细胞

① B 细胞抗原受体(BCR)复合体：为 B 细胞表面最具特征的表面标志。BCR 复合体由膜表面免疫球蛋白(mIg)与 Igα(CD79a)/Igβ(CD79b)异源性二聚体相连而形成。

② MHC 和 CD 抗原 MHCⅡ分子：表达在成熟 B 细胞。CD10：只出现在 B 前体细胞。CD19：表达在原始及成熟的 B 细胞。CD22：只出现在成熟的 B 细胞。CD21、CD35：补体受体。CD23、CD32：免疫球蛋白的 Fc 受体。CD40：与 Th 细胞上的 CD40 配体结合。

③ B 细胞亚群 B1 细胞($CD5^+$，T 细胞非依赖性细胞)；B2 细胞($CD5^-$，T 细胞依赖性细胞)。

(3) 自然杀伤细胞(NK)

特性：形体较大、含有胞浆颗粒，似大颗粒淋巴细胞。由于无淋巴细胞的表面标志，又称为“裸细胞”。表达 CD56，系统标志。表达 CD16，与杀伤有关。

来源：骨髓前体细胞。

数量：较少，占外周血淋巴细胞的 15 %。

活性：① 自然杀伤活性：主要杀伤肿瘤细胞和病毒感染细胞。早期行使杀伤功能，不需 TCR 识别抗原，不受 MHC 限制，不需事先抗原致敏。② 细胞因子活化的杀伤作用：NK 细胞的杀伤活性可以通过某些细胞因子（IL－2）的诱导而增强，成为淋巴细胞因子活化的杀伤细胞（LAK 细胞）。③ 抗体依赖的细胞介导的细胞毒作用（ADCC）：NK 细胞表面有 IgG 的 Fc 受体（CD16），可以通过抗体媒介活化 NK 细胞，杀伤被抗体包被的靶细胞，该活性称为抗体依赖的细胞介导的细胞毒作用。

2．抗原递呈细胞（APC）

能够通过一系列作用帮助淋巴细胞活化的细胞。

特点：① 表达 MHC Ⅱ类分子。② 吞噬作用。

活性：① 抗原递呈作用：MHC Ⅰ类分子参与内源性途径的处理与递呈抗原；. MHCⅡ类分子参与外源性途径的处理与递呈抗原。② 协同刺激作用：包括 $CD4^+$ Th 细胞的 CD28 和 APC 的配体 B7。包括：单核巨噬细胞系统、树突状细胞、其他辅佐细胞。

（1）单核巨噬细胞系统：包括血液中的单核细胞、组织中的巨噬细胞。其功能和形态相似，具有同源性。巨噬细胞在不同的器官有不同的名称：肝脏—枯否细胞；肺脏—尘细胞；结缔组织—组织细胞；神经组织—小胶质细胞；脾脏、淋巴结—巨噬细胞。功能：① 吞噬作用。② 产生免疫分子。③ 向 Th 递呈抗原和协同刺激作用。

（2）树突状细胞：是一类形状不规则的单核巨噬系统细胞。特点：胞浆有许多突起呈触须状，像蜘蛛，分散于全身上皮组织和实质性器官。名称：血液—树突状细胞；皮肤—朗汗细胞；淋巴液—帆状细胞；淋巴结胸腺依赖区—并指状细胞；淋巴结皮质区—滤泡状细胞。功能：① 吞噬能力较弱。② 抗原递呈能力很强。③ 具有运动能力。

（3）其他 APC：B 细胞表达 MHC Ⅱ类分子，可以递呈抗原，吞噬能力较弱，因此，细胞的抗原递呈能力很受限。

三、免疫分子

1．免疫球蛋白（Ig）

具有抗体活性的或化学结构与抗体相似的球蛋白。电泳时主要分布在 γ 区，也可延伸靠 β 区和 α_2 区，又称为“γ 球蛋白”。Ig 是化学结构的概念。

抗体（Ab）由浆细胞产生的能与相应抗原发生特异性结合的 Ig。Ab 是生物学功能的概念。由抗体（Ab）介导的免疫反应称为“体液免疫”。含有抗体（Ab）的免疫动物混合血清称为“抗血清”。

(1) 免疫球蛋白的结构

① 基本结构：四条对称的多肽链构成的单体。两条重链(H 链)和两条轻链(L 链)。根据重链抗原性的不同分为五类：μ、γ、α、δ、ε 链。由其组成的免疫球蛋白分别为 IgM、IgG、IgA、IgD、IgE。根据轻链结构和抗原性的不同分为 κ 型、λ 型。

② 功能区：Ig 的多肽链可折叠成几个由链内二硫键连接的球形结构，代表一个“功能区”。这些功能区结构有明显的相似性，又称“同源区”。V_H、V_L 结合抗原，C_H1 遗传标志，C_H2 结合补体。C_H3/C_H4 结合受体。

③ 铰链区：位于 C_H1 和 C_H2 之间，即重链的链间二硫键连接处附近，有一个可转动的铰链区。作用：① 弹性和调节作用，有利于互补决定区 CDR 与抗原表位结合。② 有利于 Ig 分子变构 T—Y，暴露 Ig 的补体结合位点。

④ 其他结构

连接链(J 链)：是由浆细胞合成的富含半胱氨酸的含糖多肽链(酸性糖蛋白)。其作用是稳定多聚体及参与体内运转。

分泌片(SP)：由上皮细胞合成分泌的含糖多肽链。其功能是保护 sIgA 抵抗外分泌液中的蛋白酶降解作用，介导 IgA 的转运。

(2) 免疫球蛋白的类型和血清型

① 同种型：是指同一种属所有个体 Ig 分子共同具有的抗原特异性。主要存在于 Ig 的 C 区，表现在全部 Ig 的类、亚类、型、亚型的分子上。

② 同种异型：同一种属不同个体之间的 Ig 分子所具有的不同抗原特异性。存在于 IgG、IgA、IgE 的重链的 C 区和 κ 轻链的 C 区。

③ 独特型(Id)：同一种属某一个体产生的抗体分子，具有独特的抗原决定簇。Ig 独特型抗原决定簇 Id 存在于重链和轻链的高变区。

④ 独特型网络：Id 决定簇具有自身免疫原性，体内存在能识别自身 Id 的淋巴细胞，机体接受外来抗原刺激时，能识别外来抗原的淋巴细胞克隆首先被激活，Id 决定簇数量增多，随后能识别某一克隆 Id 的第二个克隆被激活，以此类推，还可以有第三个、第四个……克隆被激活，这些克隆相互制约、相互连锁，形成一个闭合型、多层次的级联网络。

(3) 免疫球蛋白的生物学活性

① 与抗原特异性结合：Ig 的最重要功能是与相应的抗原结合。在体内介导多种生理和病理效应，在体外引起各种抗原抗体反应。Ag、Ab 结合具有高度特异性：由 V 区的氨基酸组成及空间构型所决定。Ag 决定簇(表位)的结合部位：Ig 的 H 链和 L 链的决定簇互补区 CDR 共同构成的环状凹槽。Ag、Ab 结合依靠非共价力：氢键、静电引力、范德华力等。

② 激活补体：抗体(IgG_1、IgG_3、IgM、IgG_2)与相应抗原结合后，发生变

构，其重链恒定区上的补体结合位点暴露，C1q 遂与之结合，从而使补体各成分激活，此即补体激活的经典途径。IgG4、IgA 及其他类别 Ig 不能通过经典途径激活补体，但其 Ig 凝聚物可通过旁路途径激活补体。完整的 IgE 分子不能通过旁路途径激活补体，而从 IgE 分离出的 Fc 段的凝聚物却能激活补体。IgD 能否激活补体尚未肯定。

③ 亲细胞作用：Ig 能通过其 Fc 段与多种细胞表面的 Fc 受体结合。巨噬细胞、淋巴细胞、嗜碱性粒细胞、肥大细胞、中性粒细胞、血小板等均表达 Fc 受体。Ig 与这些细胞的 Fc 受体的结合部位因 Ig 的类别而异，产生不同效应。

④ 其他活性：抗体对体液免疫有正、负调节作用。抗独特型抗体可识别自身体内其他抗体或细胞克隆上的独特型决定簇。这种自我识别是抗体分子参与免疫调节的重要机制之一，即独特型网络调节。

（4）五类免疫球蛋白的特性和作用

① IgG：IgG 为再次体液免疫应答产生的主要 Ig。由浆细胞合成，单体，其分布广，在血清中含量最高。IgG 是唯一能通过胎盘的 Ig，对新生儿抗感染起重要作用。更易透过毛细血管壁，发挥抗感染、中和毒素、调理作用。IgG 的 Fc 段可与多种细胞表面的 FcγR 结合，发挥调理作用和 ADCC 效应，引起Ⅰ型超敏反应。IgG 有四个亚型。IgG 通过经典途径激活补体。

② IgM：初次体液免疫应答早期阶段产生的主要 Ig，可用于传染病的早期诊断。IgM 为五聚体，为高效能抗微生物抗体，其杀菌、溶菌、促吞噬、凝集作用强，也可中和毒素和病毒。其相对分子质量最大，又称“巨球蛋白”。新生儿脐血中 IgM 水平升高，提示宫内感染。IgM 有四个亚型。IgM 通过经典途径激活补体。

③ IgA

血清型 IgA：主要由肠系膜、淋巴组织中的浆细胞产生。多为单体。具有抗菌、抗毒素、抗病毒作用。

分泌型 IgA（SIgA）：由呼吸道、消化道、泌尿生殖道等处的黏膜固有层中的浆细胞产生。为双聚体。具有局部免疫作用。因外分泌液中 SIgA 含量多，又不易被一般蛋白酶破坏，故成为机体抗感染、抗过敏的重要免疫屏障。IgA 通过替代途径激活补体。

④ IgE：由呼吸道、消化道黏膜固有层的浆细胞产生。单体，耐热性差，56℃下 4 小时即失去结合能力。血清中含量极微且含量较为稳定。IgE 的 Fc 段与肥大细胞、嗜碱性粒细胞表面的 Fc 受体结合，介导Ⅰ型超敏反应。IgE 水平与个体遗传性和抗原质量密切相关，在过敏症和寄生虫感染时升高。

⑤ IgD：IgD 很不稳定，血清 IgD 功能尚不清楚。SmIgD 是 B 细胞的重要膜表面标志，又是 B 细胞的抗原识别受体。

(5) 多克隆抗体、单克隆抗体、基因工程抗体

① 多克隆抗体:大多数抗原分子具有多个抗原决定簇或称表位,每种表位均可刺激机体一个 B 细胞克隆产生一种特异性抗体。传统制备抗体的方法获得的免疫血清实际上是多种抗体的混合物,称为多克隆抗体(PcAb)。

② 单克隆抗体:由一个仅识别一种抗原表位的 B 细胞克隆产生的同源抗体,为单克隆抗体(McAb)。McAb 理化性状高度均一,生物活性专一,特异性强,纯度高,有效抗体含量高,无效蛋白含量少,易于实验标准化和大量制备,作为诊断试剂用于许多免疫检测。

③ 基因工程抗体:由于 McAb 均来自于鼠—鼠杂交瘤细胞,人—人杂交瘤技术尚无重大突破,严重限制了 McAb 在人体内的应用。在充分认识 Ig 的基因结构和功能基础上,应用 DNA 重组和蛋白质工程技术,按人们的意愿在基因水平上对编码 Ig 分子基因进行切割、拼接与修饰等,并导入受体细胞,使之表达出新型抗体分子,即基因工程抗体(GeAb)又称重组抗体。

2. 补体系统

(1) 概述、组成与命名、理论性质

① 补体:是一组存在于人和脊椎动物血清与组织液中不耐热的具有酶活性的蛋白质,称为“补体系统”。根据其作用不同,又可分为:a. 存在于体液中参与补体激活级链反应的各种固有成分;b. 以可溶性或膜结合形式存在的各种补体调节蛋白;c. 介导补体活性片段或调节蛋白生物效应的各种受体。

② WHO 命名:a. 参与经典途径的固有成分:按发现顺序用英文字母加数字表示。b. 参与替代途径的固有成分:用英文字母加“因子”表示。c. 补体调节蛋白:多以其功能命名。d. 补体活化后的裂解片段:以该成分的符号加小写字母表示。e. 具有酶活性的成分或复合物:在其符号上划一横线表示。f. 灭活的补体片段:在其符号前面加英文字母 i 表示。g. 补体受体:在其符号后面加英文字母 R 表示。

③ 理化性质:补体的相对分子质量变动范围很大。总含量相对稳定,与抗原刺激无关,不随免疫应答而增加,但在病理的情况下,补体的含量可以发生波动。血清补体总含量:4 g/L。最高:C3 1200 mg/L。化学组成:糖蛋白。补体对热不稳定,56℃ 30 分钟即灭活,室温下很快失活,0～10℃中活性仅能保持 3～4 天,故补体应该保存在－20℃以下。此外,紫外线、机械振荡、某些添加剂均可能破坏补体。

(2) 补体的激活:在生理情况下,血清中大多数补体成分均以无活性的酶前体形式存在。只有在某些活化物的作用下,或在特定的反应表面上,补体的成分才被依次激活,由此形成一个扩大的连锁反应,最终导致溶细胞效应。同时,活化过程中经水解作用生成分子量不等的补体片段,它们具有不同的

生物学效应，广泛参与机体的免疫调节与炎症反应。

补体激活依据其起始顺序不同分为三条途径：① 经典途径：由抗原抗体复合物结合 C1q 启动激活的途径。② 替代途径：由病原微生物等提供接触表面而从 C3 开始激活的途径。③ MBL 途径：由 MBL 结合至细菌启动激活的途径。以上三条激活途径具有共同的末端通路，即攻膜复合体（MAC）的形成及其溶细胞效应。

（3）补体生物学功能

① 溶解靶细胞：补体系统的溶解活性是机体抗感染的机制之一。抗体的作用：特异性的定位靶细胞，激活补体经典途径。补体的作用：溶解靶细胞。

② 免疫复合物的清除作用

调理吞噬作用：是指补体裂解产物（C3b、C4b）与细胞或其他颗粒性物质结合，促进巨噬细胞对其的吞噬。单核巨噬细胞表面有 C3bR、C4bR，能与带补体的 IC 结合，促进巨噬细胞对 IC 的吞噬。意义：抗感染。

免疫黏附作用：指抗原抗体复合物激活补体后，通过 C3b、C4b 结合到 RBC、Plt 表面，形成较大的复合物，易被巨噬细胞吞噬和清除。因 RBC 数量大且受体丰富，所以 RBC 是清除 IC 的主要参与者。意义：抗感染和免疫病理。

免疫复合物抑制作用：C3、C4 对 IC 的结合导致：阻碍 IC 结成大的网络而在组织中沉淀；阻止 IC 激活补体，诱导病理损伤；破坏 IC 空间结构，使其溶解。

③ 炎症介质作用

过敏毒素作用：C3a、C5a 具有过敏毒素的作用。使肥大细胞、嗜碱性粒细胞释放介质（组胺、白三烯、前列腺素），增加毛细血管的通透性，使血管扩张、平滑肌痉挛、局部水肿。

趋化作用：C3a、C5a、C5b67 具有趋化因子活性。吸引中性粒细胞、单核巨噬细胞向炎症部位聚集，发挥吞噬作用，增强炎症反应。

激肽样作用：C2b、C4a 具有激肽样作用。增强血管通透性，引起炎症充血，又称"补体激肽"。

3. 细胞因子

（1）细胞因子是一大类能在细胞间传递信息，具有免疫调节和效应功能的蛋白质或小分子多肽。类型：① 白细胞介素（IL）：是由白细胞产生并在白细胞间传递免疫调节信息的生物分子。② 干扰素（IFN）：为能干扰病毒在宿主细胞内感染和复制的一类蛋白质。③ 肿瘤坏死因子（TNF）：为能使肿瘤组织坏死并能杀伤肿瘤培养细胞的一类细胞因子。④ 集落刺激因子（CSF）：是指能够刺激多能造血干细胞和不同分化发育阶段的造血干细胞进行增殖分化，并在半固体培养基中形成相应细胞集落的细胞因子。⑤ 生长因子(GF)：是具有刺激细胞生长作用的细胞因子。⑥ 趋化因子：是由白细胞和基质细胞分泌的，对中性粒细胞、单核细胞、淋巴细胞、嗜碱性粒细胞、嗜酸性粒细胞有趋化和刺激活性的细胞因子。

(2) 细胞因子的生物学作用：① 介导天然免疫。② 介导调节特异性免疫应答。③ 诱导凋亡。④ 刺激造血。

4. 黏附分子(AM)

一类调节细胞与细胞之间、细胞与细胞外基质之间黏附作用的膜表面糖蛋白。分类：选择素家族、黏蛋白样家族、整合素家族、钙黏素家族、免疫球蛋白超家族(IgSF)。

(1) 黏附分子的共同特性

① AM 与配体的结合通常是可逆的。

② AM 不具备多样性。

③ 同一细胞表面可以表达多个不同类型的 AM。

④ AM 的作用往往是通过多对受体和配体共同作用完成的。

⑤ 同一 AM 分子在不同细胞所起的作用可能有所不同，同一功能也可能通过不同 AM 来实现。

⑥ AM 介导黏附的同时往往也进行信号传递。

(2) 黏附分子的生物学作用

① 参与免疫细胞的发育分化。

② 参与免疫应答和免疫调节。

③ 参与炎症反应。

④ 参与淋巴细胞再循环。

⑤ 参与调节细胞凋亡，生殖和胚胎发育，调节生物活性物质的合成和分泌，信号转导等生物学过程。

四、抗原

1. 抗原的概念

抗原(Ag)是指能刺激机体免疫系统，诱导特异性免疫应答，并能与相应的免疫应答产物(抗体或致敏淋巴细胞)在体内或体外发生特异性反应的物质，又称“免疫原”。抗原特性：免疫原性、免疫反应性。抗原又分为：① 完全抗原(免疫原)：具有免疫原性又有免疫反应性的物质。② 不完全抗原(半抗原)：独立存在时无免疫原性只有免疫反应性(反应原性)，必须与蛋白质载体结合，才能具有免疫原性的物质。

2. 抗原必须具备的条件

(1) 异物性：异物是指抗原的化学结构与宿主的自身成分相异，或从未与宿主的胚胎期免疫细胞接触过的物质。异物性是抗原物质的首要性质。① 异种物质:异种蛋白质、各种微生物及其代谢产物对人体均为异种物质。排斥反应较强。② 同种异体物质:由于遗传基因不同,其组织成分的化学结构也有差异。但亲缘关系近,故排斥反应较弱。③ 自身抗原:通常无免疫原性,不排斥。在某些异常情况下,也可以成为抗原物质。

(2) 理化性状:① 大分子胶体:相对分子质量越大,抗原性越强。完全抗原一般相对分子质量在 10 000 以上。② 一定的化学组成和结构:抗原表面必须有较为复杂的化学结构。③ 分子构象与易接近性:分子构象指抗原分子中的一些特殊化学基团的三维结构。易接近性指抗原分子的特殊化学基团与淋巴细胞表面相应的抗原受体相互接触的难易程度。④ 一定的物理形状:环状结构、聚合状态、颗粒性抗原较直链分子、单体、可溶性抗原的抗原性为强。

(3) 完整性:抗原物质必须经非消化道途径(如注射、吸入、混入伤口等)进入机体,并接触淋巴细胞,才能成为良好抗原。而经消化道进入可被消化酶水解,破坏了抗原决定簇和载体,从而丧失其免疫原性。

3. 抗原特异性

特异性指物质之间的相互吻合性或针对性、专一性。特异性表现在两个方面:① 免疫原性的特异性。② 免疫反应性的特异性。抗原决定簇:指抗原分子中决定抗原特异性的特殊化学基团,又称"表位"。抗原决定簇的性质、数目、空间构型决定抗原的特异性。抗原结合价:抗原分子表面能与抗体结合的决定簇的总数。抗原抗体反应的特异性:① 抗原抗体反应具有高度特异性。② 特异性是由抗原决定簇决定的。③ 抗原决定簇的空间位置很重要。④ 抗原结构的旋光度也与抗原特异性有关。共同表位:出现在不同抗原上的某一相同或相似的表位。共同抗原:带有共同表位的抗原。交叉反应:由某一抗原诱导产生的抗体,与其共同抗原结合的现象。

五、人类主要组织相容性复合体

1. 概述

组织相容性抗原是指存在于细胞表面的诱导排斥反应的抗原,又称"移植抗原"。① 主要组织相容性抗原(MHA):存在于细胞表面的,起决定作用的一组诱导排斥反应的抗原。② 次要组织相容性抗原(mHA):存在于细胞表面的,非起决定作用的一组诱导排斥反应的抗原。③ 主要组织相容性复合体(MHC):指脊椎动物某一染色体上,编码主要组织相容性抗原、控制细胞间相互识别、调节免疫应答的一组紧密连锁基因群。④ 人类白细胞抗原(HLA):是指人的主要组织相容性复合体所编码的产物。

2. HLA 基因复合体

(1) HLA基因的组成：HLA复合体位于第六号染色体的短臂上，约4 000 kb。分类：从着丝点开始，依次为HLAⅠ类、Ⅱ类、Ⅲ类基因区。① Ⅰ类基因区：位于着丝点远端，包括A、B、C三个位点。② Ⅱ类基因区：位于着丝点近端，包括DR、DQ、DP三个位点。③ Ⅲ类基因区：编码C2、C4、BF、TNF、HSP 70(热休克蛋白)、21-羟化酶。④ 非HLA类基因区：位于HLA区域内，与HLA相关功能。

(2) HLA基因的多态性：等位基因是指某一个体的同源染色体上对应位置的一对基因。复等位基因是指群体中位于同一位点的两种以上的复等位基因。HLA复合体Ⅰ类和Ⅱ类基因位点多为复等位基因，是HLA呈现高度多态性的主要原因之一。

(3) HLA基因的遗传特点

① 单倍型遗传：指一条染色体上的HLA各位点基因紧密连锁组成的基因单位。HLA单倍型：连锁在一条染色体上的HLA各位点的基因组合。同一染色体上的不同等位基因的排列和组成。

② 共显性遗传：指某一位点的等位基因无论杂合子还是纯合子，均能同等表达，两者编码的产物都可以在细胞表面检测到。每对等位基因都能编码抗原，共同表达于细胞膜上，大大增强了HLA的复杂性与多样性。

③ 连锁不平衡：指单倍型基因的非随机分布的现象。两个基因位上的某些等位基因可以非随机地、更经常地出现于同一染色体上。

3. MHC分子

(1) MHCⅠ类分子

结构重链：α链；轻链：β_2微球蛋白。其分布广泛，分布于所有的有核细胞表面，以淋巴细胞表面的密度最高。成熟红细胞和胎盘滋养层细胞不表达。功能 MHC Ⅰ类分子对$CD8^+$ T细胞的抗原识别功能起到限制性作用。主要介导细胞毒性T细胞(Tc/CTL)的细胞毒作用。

(2) MHCⅡ类分子

结构重链：α链；轻链：β链。分布较局限，表达于B细胞、单核/巨噬细胞、树突状细胞等抗原递呈细胞上，精子细胞和某些活化的T细胞上也有Ⅱ类分子，是抗原递呈功能的标志。功能 MHCⅡ类分子将抗原递呈给$CD4^+$ T细胞。主要参与外源性抗原的递呈，是引起移植排斥反应的重要靶抗原。主要协调免疫细胞间的相互作用，调节体液免疫与细胞免疫应答。

4. MHC的医学意义

(1) MHC与器官移植：器官移植的成败主要取决于供、受者之间的组织相容性，其中HLA等位基因的匹配程度起关键作用。MHC是引起同种异体移植排斥反应的主要抗原。供、受者的MHC的相似程度直接反映两者的相容性。

(2) MHC 与免疫应答

① 免疫调控作用：免疫应答的能力受遗传的调控。免疫应答基因(Ir)指遗传调控对某抗原应答能力的控制基因。免疫应答抗原(Ia)是免疫应答基因编码的产物。

② MHC 限制性：免疫活性细胞在识别抗原的同时必须识别递呈细胞的 MHC 抗原。$CD4^+$ T 细胞能识别 MHC Ⅱ类分子。$CD8^+$ T 细胞能识别 MHC Ⅰ类分子。

(3) MHC 与疾病：HLA 与疾病的关联是指某些特定 HLA 型别的个体易患某一疾病(阳性关联)或对该疾病有较强的抵抗力(阴性关联)。500 余种人类疾病与 HLA 的一种或数种抗原相关，大部分是自身免疫疾病。例：HLA－B27 与强直性脊柱炎高度相关。

(4) MHC 与法医学：HLA 系统的多基因型和多态性，意味着两个无亲缘关系的个体之间，在所有的 HLA 基因座位上拥有完全相同的等位基因的机会几乎为零。每个人所拥有的 HLA 基因型别一般终身不变，最复杂，难以完全相同。临床用于：亲子鉴定、疑犯身份鉴定、死者身份鉴定。

(5) MHC 与人类学研究：主要用于探讨人类源流与迁移。

(顾国浩　李　丽)

第二节　免疫学检验基本知识

一、医学上常见的几种重要抗原

1. 微生物及其代谢物

各种病原微生物如细菌、病毒、立克次体、螺旋体等均有良好的抗原。以细菌为例，它有表面抗原、鞭毛抗原、菌毛抗原、菌体抗原等。

2. 动物免疫血清

一般可通过免疫大动物(如马)制备白喉、破伤风和治疗蛇咬伤的抗毒素等。这种动物来源的抗毒素免疫球蛋白对人体的作用具有二重性。一方面，它含有特异性抗体(抗毒素)，可中和相应的外毒素，发挥治疗作用；另一方面，动物的血清蛋白对人体而言是异种蛋白，具有抗原性，能刺激人体产生抗马血清的抗体，引起超敏反应。

3. 药物半抗原

例如抗生素及其他化学药品。

4. 异嗜性抗原

是一类与种属特异性无关的，存在于人、动物、植物、微生物中的共同抗原。

5. 同种异体抗原

在同种动物的不同个体间，由于遗传基因不同，组织器官中存在不同的抗原成分。

6. 自身抗原

自身组织成分通常无抗原性，其机制可能是胚胎期针对自身成分的免疫活性细胞被杀灭或抑制，形成了对自身成分的天然免疫耐受性。但在某些异常情况下，自身成分也可成为抗原物质。

7. 肿瘤抗原

是细胞恶变转化过程中出现的具有抗原性的蛋白质和多肽分子的总称。一般分为肿瘤特异性抗原和肿瘤相关抗原两大类。

8. 有丝分裂原

活化淋巴细胞的物质有两大类，即特异性抗原和非特异性的有丝分裂原，后者又称丝裂原。

9. 超抗原

一般的多肽抗原只能被少数抗原特异性 T 细胞识别并激活相应的 T 细胞。但某些抗原物质具有强大的刺激能力，只需极低浓度（1～10 ng/ml）即可诱发最大的应答效应，有类似丝裂原的作用。这类物质由于其强大的激活能力故称为超抗原（superan-tigen，SAg）。

二、抗原抗体反应

1. 定义

抗原抗体反应是指抗原与相应抗体之间所发生的特异性结合反应。

2. 原理

抗原抗体能够特异性结合是基于两种分子间的结构互补性与亲和性，这两种特性是由抗原与抗体分子的一级结构决定的。抗原抗体反应可分为两个阶段：第一阶段为抗原与抗体发生特异性结合阶段，此阶段反应快，仅需几秒钟至几分钟，但不出现可见反应。第二阶段为可见反应阶段，抗原抗体复合物在环境因素（如电解质、pH、温度、补体）的影响下，进一步交联和聚集，表现为凝集、沉淀、溶解、补体结合介导的生物现象等肉眼可见的反应。此阶段反应慢，往往需要数分钟至数小时。

3. 特点

（1）特异性：抗原与抗体的结合具有高度的特异性。这种特异性如同钥匙和锁的关系。

（2）最适比例性：抗原抗体结合出现可见反应具有一定的量比关系，只有当二者分子比例合适时，才发生最强的结合反应。

(3) 可逆性：抗原与抗体的结合仅是分子表面的结合，属非共价键结合。这种结合具有相对稳定性，但为可逆反应。

(4) 影响因素：除了抗原和抗体本身的性质，活性和浓度(或效价)外，还受到下列环境条件的影响。

① 电解质：一般用 0.85% NaCl 溶液作为抗原或抗体的稀释剂或反应溶液。

② 酸碱度(pH)：抗原抗体反应一般在 pH 6～8 条件下进行。

③ 温度：常用的抗原抗体反应温度为 37℃。

三、超敏反应(hypersensitivity)及其检验

1. 定义

超敏反应是由免疫炎症或其他免疫应答机制所致的组织损伤或功能障碍，也称变态反应(allergy)。诱发超敏反应的抗原称为过敏原。

2. 分类

根据超敏反应发生的机制和临床特点，将其分为四型，见表 7-1。

表 7-1 超敏反应的分类比较

型别	别 名	发生机制	主要相关疾病
Ⅰ	速发型、反应素型过敏反应	IgE，IgG_4/肥大细胞和嗜酸性粒细胞介导的血管和平滑肌反应	支气管哮喘、药物过敏、荨麻疹、过敏性鼻炎、过敏性休克等
Ⅱ	细胞毒型、细胞结合抗原型	IgE，IgM/补体或粒细胞介导的靶细胞溶解和吞噬等	新生儿溶血症、自身免疫性溶血性贫血、特发性血小板减少性紫癜等
Ⅲ	免疫复合物型	免疫复合物/补体介导的组织炎症	血清病、皮肤血管炎、系统性红斑狼疮、类风湿性关节炎等
Ⅳ	迟发型(细胞介导型)超敏反应	T_H 细胞介导的浸润性炎症	接触性皮炎、移植排斥反应、结核病等

3. 检验

Ⅰ型超敏反应：主要检测血清 IgE 和过敏原。

Ⅱ型超敏反应：主要检测引起反应的特异性抗体。

Ⅲ型超敏反应：主要检测循环免疫复合物或组织固定的免疫复合物。

Ⅳ型超敏反应：主要检测用促有丝分裂原或结核菌素检测 T 细胞的敏感状态；用抗原检测机体的特异性致敏状态；还可通过检测细胞因子或皮肤试验进行检验。

四、自身免疫病及其检验

1. 自身免疫反应与自身免疫病的区别

自身免疫反应是指机体对自身抗原能形成自身抗体或致敏淋巴细胞。自身免疫反应不一定引起自身免疫病。自身免疫反应如果达到一定强度以致能破坏正常组织结构并引起相应临床症状时，则称为自身免疫病。

2. 自身抗体的检验

(1) 类风湿因子(RF)检测：RF是一种以变性IgG为靶抗原的自身抗体。RF有IgG、IgA、IgM、IgD和IgE 5类。

(2) 抗核抗体(ANA)测定：ANA是以细胞成分为靶抗原的自身抗体的总称。ANA是活动性SLE非常敏感的参数，阳性率>99%。但ANA并非SLE的特异性指标，在多种疾病中可查到，如可见于药物诱导性LE、混合性结缔组织病(MCTD)、系统性硬化、多发性肌炎/皮肌炎、原发性干燥综合征、青少年型慢性关节炎等疾病。

(3) 抗双链DNA(ds-DNA)抗体检测：抗DNA抗体有3类，即抗ds-DNA(包括只与ds-DNA反应的，以及既与ds-DNA也与ss-DNA反应的两种)、抗ss-DNA(抗单链DNA)、抗Z-DNA。仅与ds-DNA反应的抗ds-DNA对SLE有较高的特异性。目前认为，能结合补体的抗ds-DNA，在SLE，特别是并发肾炎(狼疮性肾炎)的发病机制中起重要作用。抗ss-DNA抗体的特异性较差，除SLE外，在其他的结缔组织疾病中，如药物诱导性SLE等有特异性，检出率在90%以上，但不易推广。还可见于其他风湿性疾病，如风湿性关节炎、系统性硬化症、青少年慢性关节炎和自身免疫性肝病等。

(4) 抗Sm检测：抗Sm的名称源于其最早从一名为Smith的女性患者的血清中鉴定出来。抗Sm具有相当程度的SLE特异性，但临床敏感性低。

(5) 抗SS-A(R_0)检测：抗SS-A(R_0)阳性主要见于原发性干燥综合征、SLE变异型患者和孕妇怀有先天性心脏病或狼疮的胎儿。

(6) 抗SS-B(La)检测：抗SS-B(La)的靶抗原为RNA多聚酶Ⅲ的辅助蛋白。抗SS-B(La)的临床意义与抗SS-A(R_0)相似。

五、免疫缺陷病及其检验

1. 免疫缺陷病

免疫系统的任何一个成分的缺失或功能不全都可导致免疫功能障碍，由此而引起的疾病称为免疫缺陷病。

2. 原发性免疫缺陷病

主要有以下几种类型：① 原发性B细胞缺陷病；② 原发性T细胞缺陷病；③ 原发性联合免疫缺陷病；④ 原发性吞噬细胞缺陷病；⑤ 原发性补体缺陷病。

3. 继发性免疫缺陷病

(1) 获得性免疫缺陷综合征(AIDS):AIDS 于 20 世纪 80 年代初期被发现,其特征是在免疫缺陷基础上出现一系列临床症状,主要表现为机会性感染、恶性肿瘤及中枢神经系统损害。AIDS 是由人类免疫缺陷病毒(HIV)引起。HIV 是一类反转录病毒,HIV 可分为 HIV1 与 HIV2,二者结构相似,引起的临床症状亦无区别,但作为致病因子,HIV1 更为常见。T 细胞表面的 CD4 分子是其天然受体,因此 HIV 主要侵犯 T_H 细胞,其他如 B 细胞和单核-巨噬细胞等也间接或直接地在一定程度上受累。因此,受感染者免疫应答启动不力,表现为获得性免疫缺陷。

(2) 其他继发性免疫缺陷病:其他继发性免疫缺陷病远比 AIDS 常见,这些免疫缺陷病可分为两大类:

① 第一类是继发于其他疾病的免疫缺陷病:

感染:多种病毒感染可引起免疫抑制。如麻疹病毒与人类嗜 T 细胞病毒(HTLV-1)均可感染淋巴细胞,导致免疫缺陷。

恶性肿瘤:有广泛转移的癌症病人,其细胞免疫与体液免疫受损,常易感染,如骨髓瘤。此外,淋巴样组织的恶性肿瘤如霍奇金病、淋巴肉瘤、网状细胞肉瘤和慢性淋巴细胞白血病,由于构成免疫系统的细胞本身发生恶变,故免疫机能必然受到影响。

免疫球蛋白大量丢失、消耗或合成不足,常见于慢性肾炎或肾病综合征,急性及慢性肠道疾患和大面积烧伤等疾病。

② 第二类是医源性免疫缺陷:医源性免疫缺陷常由某些药物的反应引起,因这些药物可杀伤或灭活淋巴细胞,例如泼尼松、环孢霉素 A 等免疫抑制剂。此外,各种抗癌药物对成熟或发育中的粒细胞、淋巴细胞及单核细胞前体均有毒性作用,故接受化疗的病人常有阶段性免疫缺陷及易感染的倾向。放疗(电离辐射)也可杀伤免疫细胞导致免疫缺陷。

4. 免疫缺陷病的检验

(1) T 细胞表面标志检测:淋巴细胞及其亚群的检测对免疫缺陷病的诊断具有重要价值。T 和 B 细胞都缺乏提示联合免疫缺陷;以 T 细胞减少为主者提示细胞免疫缺陷;伴有不同程度的体液免疫缺陷;以 B 细胞减少为主者提示体液免疫缺陷,一般对细胞介导免疫影响不大。

① E 受体检测:E 受体(CD2)为 T 细胞表面的特有标志,因此用 E 花环形成试验的结果可代表 T 细胞标志的变化,并可粗略地判定有无 T 细胞免疫缺陷或联合免疫缺陷病。

② T 细胞及其亚群检测:应用 CD 系统单克隆抗体,使用荧光抗体技术,酶免疫技术或流式细胞仪进行测定,不仅可以检测 T 细胞总数,而且可以检

测其亚群;不仅能用于细胞免疫缺陷病的诊断,而且可研究其发病机制。最常检测的CD标志有CD3、CD4、CD8、CD14、CD16、CD19、CD45和CD56等。将其适当配合可明确各类淋巴细胞及主要亚群的变化情况。

(2) T细胞体外功能检测:一般使用PHA刺激淋巴细胞的增殖反应。绝对或相对缺乏正常T细胞的患者或带有干扰刺激作用的血清因子的患者,其刺激指数都降低。

(3) 血清免疫球蛋白测定:免疫球蛋白缺陷主要有两种:一种为所有免疫球蛋白都减少,例如Swiss型SCID、Nezelof综合征、Bruton综合征等;另一种是选择性免疫球蛋白缺陷,只有一类或几个亚类的免疫球蛋白缺陷,最常见的是选择性IgA缺陷。

(4) B细胞表面免疫球蛋白测定:检测SmIg不但可以测算B细胞数量,还可根据SmIg的类别确定B细胞的成熟期。所有体液免疫缺陷患者皆有一定程度的B细胞数量或成熟比例方面的异常。

(5) B细胞表面标志检测:用CD9、CD10和CD19作为B细胞标志也可检测B细胞免疫缺陷病。

(6) 补体检测:一般认为CH50、C1、C4、C3和B因子等几项检测即可大致判断补体缺陷的情况。

(7) AIDS的免疫学检查:主要作抗HIV筛查,HIV确诊试验和T细胞检查。

六、免疫增殖病及其检验

1. 定义

免疫增殖病是指免疫器官、免疫组织或免疫细胞异常增生(包括良性和恶性)所致的一组疾病。这类疾病的表现有免疫功能异常及免疫球蛋白质和量的变化。

2. 多发性骨髓瘤及其检验

多发性骨髓瘤(multiple myeloma,MM)为浆细胞增生的恶性肿瘤,是最为常见的免疫增殖病之一。其免疫学特征为血和尿中出现M蛋白,血清中正常Ig水平明显降低,骨髓中不成熟浆细胞比例显著升高。

七、移植免疫及其检验

1. 与移植免疫相关的几个概念

(1) 组织相容性抗原(见本章第一节内容)。

(2) 宿主抗移植物反应(HVGR):是指宿主体内致敏的免疫效应细胞和抗体对移植物进行攻击,导致移植物被排斥的反应称为HVGR。

(3) 移植物抗宿主反应(GVHR):是指由移植物中的抗原特异性淋巴细胞,即“过路”淋巴细胞识别宿主抗原而发生的一种排斥反应。这种反应不仅导致移植失败,而且还能给受者造成严重后果。此反应主要见于骨髓移植或其他免疫细胞移植。

2. 移植免疫的检验

(1) 血型检查:一般临床输血的ABO、Rh选配原则也适用于移植,供者的ABO血型抗原必须与受者相同。

(2) 受者血清中细胞抗体的测定:取供者的淋巴细胞加受者的血清及正常兔血清(作为补体)进行补体依赖的微量细胞毒(CDC)试验。若有10%以上的淋巴细胞被杀死即为细胞毒抗体阳性反应,提示受者血清中含有针对供者淋巴细胞的细胞抗体,该供者不适用。

(3) HLA分型:HLA分型技术是正确选择供者的主要依据。传统的方法有血清学分型技术和细胞学分型技术。现都采用于聚合酶链反应(PCR)技术的DNA分型技术,常采用序列特异性寡核苷酸分型(SSO)技术,或序列特异性引物(SSP)分型技术,或序列分型(SBT)技术对HLA-A、B、C、DR、DQ和DP等进行分型鉴定。

八、肿瘤免疫及其检验

1. 肿瘤特异性抗原(TSA)

指仅存在于某种肿瘤细胞表面,而不存在于相应正常细胞或其他肿瘤细胞表面的抗原。

2. 肿瘤相关抗原(TAA)

为一类存在于肿瘤细胞表面的大分子,可被自身、同系、同种和异种动物的免疫系统所识别,并可刺激机体产生相应的抗体。这类大分子并非肿瘤细胞特有,但在癌变后其含量明显增加。

3. 肿瘤标志物

是由肿瘤细胞直接产生或由非肿瘤细胞经肿瘤细胞诱导后而合成的物质。

4. 肿瘤标志物的分类

肿瘤标志物包括酶及同工酶、激素、肿瘤胚胎抗原、用单克隆抗体识别的碳水化合物抗原决定簇、受体、肿瘤基因产物和基因突变产物等。

5. 常见肿瘤标志物的检验

(1) 甲胎蛋白(AFP)检测:AFP是胚胎发育早期的一种主要血清蛋白,成人由肝细胞产生,含量极微($<20\ \mu g/L$)。AFP的临床价值是用于高危人群(肝硬化、睾丸肿胀)中诊断原发性肝细胞肿瘤和胚胎细胞肿瘤。

AFP异质体检测:根据AFP对刀豆素(ConA)或小扁豆凝集素(LCA)结合能力的不同,可区别原发性肝细胞癌与非原发性肝癌所引起的AFP升高,提高AFP对原发性肝细胞癌诊断的价值。

临床意义：原发性肝细胞癌患者血清AFP阳性率达75%～80%。其他恶性肿瘤如胚胎细胞瘤、胃癌、胆道癌、胰癌和肺癌，某些肝脏良性疾病如病毒性肝炎、新生儿肝炎、肝硬化等，以及高酪氨酸血症、囊性纤维变性、运动失调性毛细血管扩张症患者的血清AFP含量也可升高。AFP还可用于妊娠检测，妊娠期异常AFP升高提示胎儿有脊柱裂、无脑畸形、食道闭锁，脐带血清中LCA非结合型AFP占97.154%；肝硬化患者血清中LCA非结合型AFP占87.1%±8.2%；而肝细胞癌患者LCA非结合型AFP占41.1%±3.4%。目前认为LCA结合型AFP>25%提示为原发性肝细胞癌。

(2) 癌胚抗原(CEA)检测：CEA最初发现结肠癌及胎儿肠组织中。目前发现，CEA升高也见于其他肿瘤和一些疾病。临床应用无早期诊断或鉴别诊断价值，但可作为癌症术后有无复发的检测指标。近年来发现检测胃液与唾液中的CEA对胃癌诊断有一定意义。

(3) 人绒毛膜促性腺激素(hCG)检测：正常妇女可检测hCG，作为早孕诊断。如果排除妊娠的可能性，则hCG+hCGβ值高于临界值应高度怀疑恶性肿瘤。

(4) 前列腺特异抗原(PSA)检测：PSA是一种主要由前列腺上皮细胞分泌的蛋白酶，当正常的腺管结构遭到良性、恶性肿瘤或炎症的破坏时，其血清或血浆PSA水平可升高。PSA已较广泛地用于前列腺癌的筛查和诊断。

(5) 其他肿瘤标志物检测：近年来，不断地建立了一些新的肿瘤标志物测定法，由于这些方法均由成套商品化试剂供应，操作可按试剂盒说明书进行。现将有关肿瘤标志物检测的主要意义列表如下。

表7-2 其他常用的肿瘤标志物检测的意义

肿瘤标志物	参考范围	主要意义
CA19～9	≤37 U/ml	胰癌、胆道癌、胃癌、结直肠癌等
CA125	≤35 U/ml	卵巢癌、胃肠道癌，其他妇科癌等
CA72～4	≤6 U/ml	胃癌、黏液性卵巢癌等
CA50	≤20 U/ml	胰癌、胆道癌、宫颈癌等
CA242	≤12 U/ml	胰癌，胆道癌，结、直肠癌等
CA15～3	≤22 U/ml	乳腺癌等
SCC	≤10 μg/L	宫颈鳞癌、其他鳞癌等
SC6	≤41 U/ml	胰癌等
β_2M	≤2.5 mg/L	多发性骨髓瘤等
CYFRA21～1	≤3.3 μg/L	非小细胞性肺癌(尤其肺鳞癌)等

续表 7-2

肿瘤标志物	参考范围	主要意义
NSE	12.5～25.0 μg/L	小细胞性肺癌等
hTG	≤95 μg/L	甲状腺癌
hCT	男<48 ng/L 女<10 ng/L	甲状腺髓质癌(C 细胞癌)

注:CA 即糖类抗原;SCC 为鳞状上皮细胞癌抗原;SC6 是由单克隆抗体 SC6 识别的与胰癌相关的糖蛋白;β_2M 即 β_2 微球蛋白;CYFRA21～1 即细胞角蛋白 19 片数,由单克隆抗体 Ks19 和 M19,21 检测;NSE 为神经元特异性稀醇化酶,hTG 为人甲状腺球蛋白;hCT 为人降钙素。

九、抗感染免疫及其检验

1. 抗感染免疫

抗感染免疫是指抗体对入侵病原体的防御性免疫。

2. 特异性抗感染免疫

(1) 局部免疫:即黏膜免疫。黏膜接触抗原后,局部可产生多类抗体并分布于分泌液中,其中起主要防御作用的是分泌型 IgA(SIgA)。

(2) 全身免疫循环抗体的免疫作用

① 中和作用:其机制之一为抗毒素与外毒素结合,可封闭毒素的活性部位并阻止毒素吸附于敏感细胞,从而使其不能发挥毒性作用。

② 调理作用:抗体单独或与补体联合可发挥调理作用,即促进吞噬细胞对某些病原体的吞噬。

③ 溶解杀伤作用:抗体本身不能溶解或杀伤病原体,但抗体在补体、K 细胞、NK 细胞或吞噬细胞共同参与下,可溶解、杀伤某些细菌和病毒感染的细胞。循环抗体的保护作用只能针对细胞外寄生的病原体,对寄生在细胞内的病原体则无作用。

(3) 特异性细胞免疫:参与特异性细胞免疫的 T 细胞主要是 T_D 细胞和 CTL。

3. 与抗感染免疫相关的常用检验

(1) 炎症诊断试验:除体温测量、白细胞计数和分类、血沉、血清蛋白电泳和 α_1 及 α_2 球蛋白分析外,与炎症诊断相关的主要免疫学检测有 CRP、血清淀粉样蛋白 A(SAA)、降钙素原(PCT)和细胞因子如 IL-6、IL-8、sIL-2R 等检验(略)。

(2) 循环免疫复合物(CIC)检测:抗原与抗体特异性结合形成免疫复合物。在大多数情况下抗原是外源性的。当在单核吞噬细胞清除新生的免疫复合物功能不足时,循环中的 CIC 可以达到可测的浓度。CIC 的测定对于判定疾病的活动性、治疗效果、预后以及临床发病原因有重要意义。某些自身免疫病(如SLE、RA、结节性多动脉炎等)、膜增殖性肾炎(MPGN)、急性链球菌感染后肾炎、传染病(如慢性乙型肝炎、麻风、登革热、疟疾等)以及肿瘤患者的血清中都可检出CIC。

(3) 细胞因子测定:大体上,细胞因子的诊断评价有体内、体外和离体三大类。其目的是检测细胞因子基因的表达,细胞因子的产量和细胞因子的效应。

细胞因子检测的临床意义见表7-3。

表7-3 细胞因子和细胞因子受体的定量测定的意义

细胞因子	疾病	意义
IL-6	脓毒血症、创伤	预后好的指标(优于CRP) 系统性炎症的检测 器官组织受损程度的评估 新生儿毒血症的早期诊断
	心力衰竭	外周缺氧
IL-6(尿)	肾脏移植	排斥反应和感染的指标
sIL-2(血浆、血清)	移植 良性淋巴肉芽肿瘤	非特异性标志物 活性标志物
sIL-2(血浆、血清)	毒血症、创伤	系统性炎症 新生儿毒血症早期诊断
	心力衰竭	外周缺氧
IL-8(支气管肺泡灌洗液)	多创伤、烧伤	成人呼吸窘迫综合征的早期诊断
IL-10(血浆、血清)	多创伤、手术、毒血症	免疫抑制的测定、易感染标志物
TNFα(血浆、血清)	毒血症	系统性炎症反应 脑膜炎毒血症的预后指标
	心力衰竭	阴性预后指标
TNFα(脑脊液)	多发性硬化症 脑膜炎	活性标志物 细菌性脑膜炎

(4) T细胞亚群测定:根据表面分化抗原的不同,可将T细胞分成若干亚群。其临床意义:① T细胞各亚群之间有互相制约和互相辅助作用,亦即T细胞之间有平衡作用,任何一种亚群的增多或减少都影响另一亚群,形成失调。因此,应用CD4/CD8值更能反映免疫调节的变化。② CD_4^+ 细胞在恶性肿瘤、遗传性免疫缺陷、AIDS、应用免疫抑制剂(如环孢素A)等患者中都可降低。CD_8^+ 增高见于自身免疫病,如SLE、慢性活动性肝炎等。③ CD4/CD8

值在 AIDS 时显著降低。此外，还可监测器官移植的排斥反应，若移植后 CD4/CD8 值较移植前明显增加，则预示可能发生排斥反应。

（顾国浩　李　丽）

第三节　免疫学检验基本技术

一、沉淀反应

沉淀反应(precipitation)是可溶性抗原与相应抗体特异性结合所出现的反应。沉淀反应分两个阶段：第一阶段发生抗原抗体特异性结合，第二阶段形成可见的免疫复合物。根据试验中使用的介质和检测方法不同，可分为液体内沉淀反应和凝胶内沉淀反应两种类型。

- 沉淀反应
  - 液体内沉淀反应
    - 絮状沉淀试验
    - 环状沉淀试验
    - 免疫比浊测定
  - 凝胶内沉淀反应
    - 单向免疫扩散试验
    - 双向免疫扩散试验

1. 絮状沉淀试验

将抗原与抗体溶液混合在一起，在电解质存在的条件下，抗原与抗体结合，形成絮状沉淀物。

2. 环状沉淀试验

先将抗血清加入内径为 1.5～2 mm 小玻管中，约装 1/3 高度，再用细长滴管沿管壁滴加抗原溶液。因抗血清蛋白浓度高，比重较抗原大，所以两液交界处呈白色环状沉淀为阳性反应。

3. 免疫浊度测定

抗原抗体在特殊缓冲液中快速形成抗原抗体复合物，使反应液出现浊度。当反应液中保持抗体过量时，形成的复合物随抗原量增加而增加，反应液的浊度亦随之增加，与一系列的标准品对照，即可算出受检物的含量。包括透射比浊法和散射比浊法。

(1) 透射比浊法：一定波长的光线通过免疫反应样品时被免疫复合物反射、吸收而减弱，在一定范围内，透射光被吸收的量（A 值变化）与复合物量呈正相关，而复合物量与抗原和抗体的量呈函数关系。固定某一物量可从标准曲线中得知另一物量。而小抗原、半抗原的测定因复合物颗粒较小可用一种颗粒大小适中、均匀一致的胶乳（0.2 μg）作为载体吸附抗体后检测，称为免疫乳胶浊度测定。

（2）散射比浊法：光线通过检测溶液时，被其中所含的抗原抗体复合物折射而部分偏转，产生散射光，其强度与复合物的数量和散射夹角成正比，与光的波长成反比。

4. 单向扩散试验

本试验是在琼脂中加入一定量抗体，使待测得抗原溶液从局部向琼脂内自由扩散，在一定区域内形成可见沉淀环。

5. 双向扩散试验

在琼脂内抗原和抗体各自向对方扩散，在最恰当的比例处形成抗原抗体沉淀线，观察这种沉淀线的位置、形状及对比关系，可做出对抗原或抗体的定性分析。

二、凝集反应

细菌和红细胞等颗粒性抗原，当与相应抗体特异性结合后，在适量电解质存在的条件下，可逐渐聚集，出现肉眼可见的凝集现象，称凝集反应。

根据试验采用的方法，使用的材料及检测目的不同，凝集反应有以下各种类型。

- 凝集反应
  - 直接凝集反应
    - 破片法
    - 试管法
  - 间接凝集反应
    - 一般（正向）间接凝集试验
    - 反向间接凝集试验
    - 间接凝集抑制试验
    - 协同凝集试验
  - Coomb′s 试验
    - 直接法
    - 间接法
  - 固相免疫吸附血凝试验

1. 直接凝集反应

指将细菌、螺旋体或红细胞等颗粒性抗原与相应的特异性抗体混合，经过一定的反应时间后出现的凝集现象。试验中的抗原称为凝集原，抗体称为凝集素。

2. 间接凝集反应

将可溶性抗原（或抗体）吸附在一种与免疫无关的惰性载体颗粒表面，使其成为致敏载体，然后与相应抗体（或抗原）结合，在电解质存在的条件下，载体颗粒被动地发生凝集，因此称为间接凝集反应。间接凝集反应的灵敏度比直接凝集反应高 2～8 倍，适用于抗体和各种可溶性抗原的检测。

3. Coomb′s 试验

本法用于测抗红细胞的不完全抗体。所谓不完全抗体，多半是 7S 的 IgG 抗体，因其体积小、长度短（2.5×10^{3} nm，19S IgM 的长度为 9.5×10^{3} nm），只能与一方红细胞抗原的决定簇结合，而不能同时与双方红细胞的抗原决定簇连接，因此不能产生凝集反应。此时，如在待测的抗原和抗体（不完全抗体）之外，再加入抗该种抗体球蛋白的抗体，即可出现凝集现象。试验方法分为直接 Coomb′s 试验和间接 Coomb′s 试验两种。

（1）直接 Coomb′s 试验：用于检查已吸附在红细胞上的不完全抗体。此试验常用于新生儿溶血症、自身免疫性溶血症及特发性自身免疫性贫血等检查。

（2）间接 Coomb′s 试验：用于检查血清中游离的不完全抗体。此试验多用于检测母体 Rh(D)抗体，可及早发现和避免新生儿溶血症的发生。亦可对红细胞抗原不相容性输血所产生的血型抗体进行检测。

三、酶免疫技术

1. 酶免疫技术的分类　概括如下：

- 酶免疫技术
  - 酶免疫组化
  - 酶免疫测定
    - 均相免疫测定
    - 非均相酶免疫测定
      - 固相酶免疫测定
      - 液相酶免疫测定

2. 常见的固相酶免疫测定技术——酶联免疫吸附剂试验（ELISA）

（1）ELISA 原理

① 使抗原或抗体结合到某种固相载体表面，并保持其免疫活性。

② 使抗原或抗体与某种酶连接成酶标抗原或酶标抗体，这种酶标抗原或酶标抗体既保留其免疫活性，又保留酶的活性。在测定时，令受检标本（测定其中的抗体或抗原）和酶标抗原或抗体按不同的步骤与固相载体表面的抗原或抗体起反应。用洗涤的方法使固相载体上形成的抗原抗体复合物与其他物质分开，最后结合在固相载体上的酶量与标本中受检物质的量成一定的比例。加入酶反应的底物后，底物被酶催化形成有色产物，产物的量与标本中受检物质的量直接相关，故可根据颜色反应的深浅进行定性或定量分析。由于酶的催化效率很高，故可极大地放大反应效果，从而使测定方法达到很高的敏感度。

（2）常见 ELISA 模式

① 双抗体夹心法：双抗体夹心是检测抗原最常用的方法，操作步骤如下：

a. 将特异性抗体与固相载体连接，形成固相抗体：洗涤除去未结合的抗体及杂质。

b. 加受检标本：使之与固相抗体接触反应一段时间，让标本中的抗原与固相载体上的抗体结合，形成固相抗原抗体复合物。洗涤除去其他未结合物质。

c. 加酶抗体:使固相免疫复合物上的抗原与酶标抗体结合。彻底洗涤未结合的酶标抗体。此时固相载体上带有的酶量与标本中受检物质的量呈正相关。

d. 加底物:夹心复合物中的酶催化底物成为有色产物。根据颜色反应的程度进行该抗原的定性或定量。

根据同样原理,将大分子抗原分别制备固相抗原和酶标抗原结合物,即可用双抗原夹心法测定标本中的抗体。

② 双位点一步法:在双抗体夹心测定抗原时,如应用针对抗原分子上两个不同抗原决定簇的单克隆抗体分别作为固相抗体和酶标本,则在测定时可使标本的加入和酶标本的加入两步并作一步。这种双位点一步法不但简化了操作、缩短了反应时间,如应用高亲和力的单克隆抗体,还明显提高了测定的敏感性和特异性。

③ 间接法:间接法是检测抗体最常用的方法,其原理为利用酶标记的抗抗体以检测已与固相结合的受检抗体,故称为间接法。

④ 竞争法:竞争法用于测定抗原,也可用于测定抗体。以测定抗原为例,受检抗原和酶标抗原竞争与固相抗体结合,因此结合于固相的酶标抗原量与受检抗原的量呈反比。操作步骤如下:

a. 特异抗体与固相载体连接,形成固相抗体。洗涤。

b. 待测管中加受检标本和一定量酶标抗原的混合溶液,使之与固相抗体反应。如受检标本中无抗原,则酶标抗原能顺利地与固相抗体结合。如受检标本中含有抗原,则与酶标抗原以同样的机会与固相载体的结合量减少。参考管中只加酶标抗原,保温后,酶标抗原与固相抗体的结合可达最充分的量。洗涤。

c. 加底物显色:参考管中由于结合的酶标抗原最多,故颜色最深。参考管颜色深度与待测管颜色深度之差,代表受检标本抗原的量。待测管颜色越淡,表示标本中抗原含量越多。

(3) 测定方法的标准化:要使 ELISA 测定得到准确的结果,不论是定性的还是定量的,必须严格按照规定的方法制备试剂(现一般用商品化试剂)和实施测定。测定中,应力求各个步骤操作的标准化,下面以板式 ELISA 为例,介绍有关注意事项。

① 加样:在 ELISA 中除了包被外,一般需进行 4～5 次加样。在定性测定中有时不强调加样量的准确性,例如规定为加样一滴。此时应该使用相同口径的滴管,保持准确的加样姿势,使每滴液体的体积基本相同。在定量测定中则加样量应力求准确。标本和结合物的稀释液应按规定配制。加样时应将液体加在孔底,避免加在孔壁上部,并注意不可出现气泡。

② 孵育：在 ELISA 中一般有二次抗原抗体反应，即加标本和加结合物后，此时反应的温度和时间应按规定的要求，保温容器最好是水浴箱，可使温度迅速平衡。各 ELISA 板不应叠在一起。为避免蒸发，板上应加盖，或将板平放在底部垫有湿纱布的湿盒中。湿盒应该是金属的，传热容易。如用保温箱，空湿盒应预先放在其中，以平衡温度，这在室温较低时更为重要。加入底物后，反应时间和温度通常不做严格要求。

③ 洗涤：洗涤在 ELISA 过程中虽不是反应步骤，但却是决定成败的关键。洗涤的目的是洗去反应液中没有与固相抗原或抗体结合的物质以及在反应过程中非特异性吸附于固相载体的干扰物质。

④ 显色及终止反应：显色是一步酶促反应，应按规定的温度和时间操作，用酸终止。

⑤ 结果判断：用比色计测定结果，准确性决定于 ELISA 板底的平整与透明度和比色计的质量。

四、放射免疫技术

放射免疫技术（radioimmunoassay，RIA）是将同位素分析的高灵敏度与抗原抗体反应的特异性相结合，以放射性同位素作为示踪物的标记免疫测定方法。RIA 的基本原理：RIA 是标记抗原和未标记抗原对有限量抗体的竞争性结合（competitive binding）或竞争性抑制（competitive inhibition）反应。

在 RIA 反应系统中，标记抗原（Ag^*）、未标记抗原（Ag）和特异性抗体（Ab）三者同时存在时，由于两种抗原具有相同的决定簇，互相竞争结合抗体的能力相同，结果形成 Ag^* - Ab 和 Ag - Ab 复合物。

当 Ag^* 和 Ab 的量固定时，二者结合形成免疫复合物就受到 Ag 含量的制约。如反应系统中 Ag 含量高，对 Ab 的竞争结合能力就强，Ag - Ab 复合物的形成量就增加，Ag^* - Ab 复合物则相对减少；反之，当 Ag 含量低时，对 Ab 的竞争结合能力弱，Ag^* - Ab 复合物的形成量与 Ag 含量之间呈一定的负相关函数关系。

五、荧光免疫技术

1. 时间分辨荧光免疫测定

以常用荧光素作为标记物的荧光免疫测定往往受血清成分、试管、仪器组件等的本底荧光干扰，以及激光源的影响，使灵敏度受到很大限制。时间分辨荧光免疫测定（time resolved fluorescence immunoassay，TR - FIA）是针对这些缺点加以改进的一种新型检测技术。其基本原理是以镧系元素铕（Eu）螯合物作荧光标记物，利用这类荧光物质有长荧光寿命的特点，延长荧光测量时间。待短寿命的自然本底荧光完全衰退后再行测定，所得信号完全为长寿命镧系螯合物的荧光，从而有效地消除非特异性本底荧光的干扰。TR

-FIA 中增强液的作用是使荧光信号增强。因为免疫反应完成后，生成的抗原-抗体-铕标记物复合物在弱碱性溶液中，经激发后产生的荧光信号甚弱。在增强液中可降低 pH 至 2～3，铕离子很容易解离出来，并与增强液中的β二酮体生成带有强烈荧光的新的铕螯合物，大大有利于荧光测量。

2. 荧光偏振免疫测定

荧光物质单一平面的偏振光蓝光（波长 485 nm）照射后，可吸收光能跃入激发态；在恢复至基态时，释放能量并发出单一平面的偏振荧光（波长 525 nm）。偏振荧光的强度与荧光物质激发时分子转动的速度成反比。大分子物质旋转慢，发出的偏振荧光强；小分子物质旋转快，其偏振光弱。荧光偏振免疫测定（FPIA）主要用于小分子物质特别是药物的测定。

六、发光免疫技术

发光免疫（LIA）是将化学发光或生物发光体系与免疫反应相结合，用于检测微量抗原或抗体的一种新型标记免疫测定技术。其检测原理与放射免疫（RIA）和酶免疫分析法（EIA）相似，不同之处是以发光物质代替同位素或酶作为标记物，并借助其自身的发光强度直接进行测定。LIA 具有灵敏度高、特异性强、无放射性危害等优点，根据发光免疫分析中发光反应的不同体系和标记物及标记方法的不同，大体上可分为以下三种类型。

1. 化学发光免疫分析

以化学发光物质（如鲁米诺、吖啶酯）标记抗原或抗体，免疫反应后，直接引发化学发光反应进行检测。

2. 化学发光酶免疫分析

用参与某一发光反应的酶来标记抗原或抗体。免疫反应后，加入发光试剂，测定发光体系的发光强度进行抗原或抗体测定。

3. 生物发光免疫分析

利用生物发光物质或参与生物发光反应的辅助因子（如 NAD、ATP 等）标记抗原或抗体。免疫反应后，运用生物反应进行检测。

4. 电化学发光免疫分析

在电极表面由电化学引发的特异性化学发光反应，包括电化学和化学发光两个过程。发光剂$[Ru(bpy)_3]^{2+}$（三联吡啶钌）和电子供体 TPA（三丙胺）在阳电极表面各失去一个电子，$[Ru(bpy)_3]^{2+}$被氧化成三价，成为强氧化剂；TPA 被氧化成阳离子自由基 TPA^{+*}。TPA^{+*}不稳定，自发失去一个质子（H^+），形成自由基 TPA^*，属于一种强还原剂；TPA^* 给 $[Ru(bpy)_3]^{3+}$一个电子使其变成激发态$[Ru(bpy)_3]^{2+*}$，后者极不稳定，发射一个波长为 620 nm 的光子后回到基态。这一过程在电极表面周而复始地进行，产生许多光子，使信号加强。

七、胶体金免疫技术

胶体金免疫技术是以胶体金作为示踪标志物，应用于抗原抗体反应的一种新型免疫标记技术。胶体金是由氯金酸（$HAuCl_4$）在还原剂如白磷、抗坏血酸、枸橼酸钠和鞣酸等作用下，聚合成特定大小的金颗粒，并由于静电作用成为一种稳定的胶体状态，故称为胶体金。利用它在碱性环境中带负电荷的性质，与蛋白质分子的正电荷基团借静电吸引而形成牢固结合。除抗体蛋白外，胶体金还可与其他多种生物大分子，如 SPA、PHA、ConA 等结合。另外，也有用硒标志，常见的检测方法有斑点渗滤、纸层析技术等。

八、流式细胞术

流式细胞术是应用流式细胞仪（FCM）对单细胞定量分析和分选的新技术。其工作原理和特点为：经过荧光抗体染色的单细胞悬液和鞘液在氮气压力下同时进入流室，形成鞘液包裹细胞悬液的稳定层流，由喷嘴高速射下（1 000～5 000 个细胞/s），与垂直而来的激光束交会。在混合细胞中，由于细胞大小、胞内颗粒多少以及 DNA 含量等不同，使激光产生不同的散射，分别由散射光检测器接受；细胞上着染的荧光染料在激光激发下，辐射出荧光，由荧光检测器接受。所有信号自动传入电子计算机分析处理，以获得检测结果。

（李　丽　顾国浩）

第八章　临床分子生物学检验

第一节　临床分子生物学检验基础理论

核酸是一类携带生物信息的高分子化合物。核酸自它首次被从细胞中分离出来，大约已有一百年的历史，直至上世纪中期以后科学家对核酸结构和功能的认识才取得了飞跃的发展。

1953 年 Waston 和 Crick 提出了脱氧核糖核酸（DNA）双螺旋结构模型，极大地推动了生命科学的发展，为未来医学和工农业产业革命奠定了基础。分子生物学的崛起向人类揭示了生命现象的本质、健康与疾病的关系，为未来分子医学和工农业生产的发展提供了崭新的技术手段，并为生物技术产业发展开辟了新领域。

在认识核酸化学结构的基础上，学习遗传信息传递的基本知识具有重要意义。DNA 是遗传的重要物质基础，DNA 分子经复制将亲代 DNA 的遗传信息传递给子代；以 DNA 分子为模板、经 RNA 转录将 DNA 的遗传信息抄录到 mRNA 分子中；继而以 mRNA 为模板进行蛋白质翻译，mRNA 分子中核苷酸序列又决定着合成蛋白质的氨基酸的序列。通过转录和翻译，基因的遗传信息从 DNA 传递给蛋白质，蛋白质决定了遗传表型，这就是基因表达。基因表达是在复杂机制控制下进行的，基因表达已成为当前生命科学研究的热门领域。

一、核酸基本概念

1. 核酸的发现

1869 年瑞士青年学者 Friedrick Miescher 首次从脓细胞核中分离出一种含磷化合物，并命名为“核素”（nuclein）。后来证明“核素”属酸性化合物，故更名为“核酸”（nucleic acid）。20 世纪前十年研究揭示，核酸和蛋白质一样也是多聚化合物，核苷酸（nucleotide）是组成核酸的单体。因此，核酸又称为多聚核苷酸（polynucleotide）。核酸是动物细胞、植物细胞和微生物细胞的共同组成成分，甚至比单细胞还小的病毒颗粒都含有核酸。在真核生物中，核酸存在于细胞核和细胞质中。以前人们认为，细胞间质或细胞外液中没有核酸，但近年来研究发现细胞外液（包括血浆）也有少量寡聚核苷酸存在。无论是存在于真核还是原核细胞中的核酸，只有小部分以游离状态存在，大部分与蛋白质或氨基酸结合成复合物；至于无细胞结构的病毒，实质上是由核酸和蛋白质组成的核蛋白颗粒。

2. 核酸的酸碱性质

无论是DNA还是RNA，在多核苷酸链内既有酸性的磷酸基又有碱性的含氮杂环碱，因此核酸与蛋白质一样，也是两性电解质。因磷酸基的酸性较强，故通常核酸表现为酸性。在中性或碱性溶液中，核酸带负电荷，在外加电场作用下向阳极移动。利用核酸这一性质常可将相对分子质量大小不同的核酸分离。

带负电荷的核酸可与金属离子结合成盐。当向核酸溶液中加入适当盐溶液后，带正电荷的金属离子即可将核酸中的负离子中和，在有乙醇或异丙醇存在时，核酸即可从溶液中沉淀析出。制备核酸时常用的盐溶液有氯化钠、醋酸钠、醋酸钾或醋酸铵。

3. 核酸的高分子性质

核酸是相对分子质量很大的高分子化合物，因此核酸溶液具有较大的黏性。高分子溶液的黏性与溶质分子的不对称性有关，分子不对称性愈大，其黏度也就越大，不规则分子比球形分子溶液的黏度大，线性分子溶液的黏度更大。DNA分子的长度与其直径之比可达$10^7:1$，因此即使极稀的DNA溶液也有较大的黏度。RNA溶液的黏度较DNA小。当核酸溶液受热或在酸碱等因素作用下发生变性，分子长度与直径比例减少，分子不对称性变小，溶液黏度下降。黏度测定可用作DNA变性的指标。

4. 核酸的紫外吸收

由于核酸分子所含的碱基都有共轭双键，故具有吸收紫外线的性质。核酸的最大紫外吸收波长在260 nm，而蛋白质的最大吸收波长在280 nm。利用这一特性可鉴别核酸样品中的蛋白质杂质，对核酸进行定性、定量分析。由于核酸的最大紫外吸收受分子空间结构的影响极大，所以利用这一特性可研究核酸的变性。

二、组成

1. 元素组成

核酸（DNA和RNA）分子除含有碳（C）、氢（H）、氧（O）、氮（N）四种元素外，还含有大量磷（P），P的含量约为9%～10%。由于各种核酸分子中P的含量比较接近或恒定，故测定组织中P的含量可用来计算生物组织中核酸含量。

2. 核酸的基本结构单位——核苷酸

将核酸逐步水解，可得到多种产物。首先得到的是核苷酸后者可进一步水解成核苷(nucleoside)和磷酸,核苷还可水解成戊糖(核糖或脱氧核糖)和含氮碱(嘌呤碱和嘧啶碱)基。现将两类水解的主要最终产物列于表8-1:

表8-1 核酸水解后的主要最终产物

	RNA	DNA
磷酸	磷酸(P)	磷酸(P)
戊糖	D-核糖(R)	D-2脱氧核糖(dR)
碱基	腺嘌呤(A) 鸟嘌呤(G) 胞嘧啶(C) 尿嘧啶(U)	腺嘌呤(A) 鸟嘌呤(G) 胞嘧啶(C) 胸腺嘧啶(T)

三、分类

核酸可分为脱氧核糖核酸(deoxyribonucleic acid, DNA)和核糖核酸(ribonucleic acid, RNA)两类:在真核细胞中98%以上DNA与组蛋白组成染色质,存在于细胞核,细胞质内的DNA主要存在于线粒体中。RNA则仅10%存在于细胞核,90%存在于细胞质中。根据分子结构和功能不同,RNA又可分为核蛋白体RNA(ribosomal RNA,rRNA),信使RNA(messenger RNA, mRNA)和转运RNA(transfer RNA, tRNA)三种主要类型和其他RNA(如小核RNA)。

在化学结构上,两类核酸都含有磷酸、戊糖和碱基。DNA与RNA的主要区别在于:DNA所含的戊糖为2-脱氧核糖(2-deoxyribose,dR),而RNA为核糖(ribose, B);在碱基成分中,DNA含胸腺嘧啶(thymine, T),而RNA含尿嘧啶(uracil,U)。但后一区别并不是绝对的,例如,tRNA中也含有少量T。

四、变性与复性

在极端的pH和受热条件下,核酸分子中的氢键断裂、双螺旋结构解开,这就是核酸的变性(denaturation)。因为变性时碱基对之间的氢键断开,堆积力也受到破坏,但不伴有共价键的断裂,所以变性后的核酸在波长为260 nm的光吸收增强,称为高色效应(hyperchromic effect)。在核酸变性中,以DNA变性最为多见,由加热引起的DNA热变性意义最大。当DNA溶液加热至一定温度时,溶液的紫外吸收开始增强;继续升温,光吸收达到最大值。由于加热引起双螺旋结构解体,所以DNA的热变性又称为DNA的解链或融解作用。一般将核酸热变性过程中,紫外光吸收达到最大值50%时的温度称为核酸的解链温度,又称融解温度(melting temperature, Tm)。特定核酸的Tm值大小与其分子G+C所占碱基数的百分比成正相关,G+C含量愈高,核酸的 Tm 值愈大。这是因为 G—C 配对间有三个氢键，其稳定性比 A—T 配对更大。在一定条件下，Tm 值大小还与核酸分子的长度有关，分子愈长，Tm 值愈大。

在一定条件下核酸的变性是可逆的。热变性的 DNA 溶液经缓慢冷却，可使解开的两条互补单链重新缔合形成双螺旋结构，即退火（annealing）。变性核酸经退火恢复原状的过程称为变性 DNA 的复性。如果将热变性的 DNA 溶液骤然冷却至低温，则变性的 DNA 很难复性。伴随复性会出现核酸溶液紫外光吸收减弱的现象，这称核酸的低色效应（hypochromic effect）。

核酸分子杂交就是 DNA 热变性、复性原理在分子生物学中的应用。不同来源的核酸分子变性后合并在一起进行复性，这时只要这些核酸分子含有可形成碱基互补配对的片段，彼此之间即可形成局部双链。复性发生在不同来源的核酸分子之间，形成所谓杂化双链分子，这一过程称为分子杂交（hybridization）。在核酸杂交基础上发展起来的一种研究和诊断的新技术称探针技术。采用一小段已知序列的单链（含数十至数百个核苷酸）核酸，经同位素荧光或发光物质标记其末端或全链，即为核酸探针（probe）。在适当条件或环境中探针与待测的核酸分子杂交，通过一系列检测技术手段对待测的核酸进行定性和定量分析。探针技术已广泛用于分子遗传学基因分析及临床医学诊断，后者已发展为一门独立的新型学科——DNA 诊断学，亦称基因诊断。

五、生物学功能

遗传是生物界的普遍现象和生命的基本特征之一。继 20 世纪 30 年代 Frederick Griffith 发现“转化”现象，1944 年 Oswald Avery 及其同事首次证明，基因（gene）就是由具有转化功能的 DNA 组成。1952 年，Alfred Hershey 和 Martha Chase 采用同位素示踪技术直接证明了 Avery 等的发现——DNA 是遗传的物质基础。DNA 在 RNA 和蛋白质的参与下，将储存的遗传信息复制、传递给子代，这就是“种瓜得瓜、种豆得豆”的道理。因此，核酸与生物的生长和发育、遗传和变异有密切的关系。核酸与蛋白质一样，同是生命现象的重要物质基础。

（潘世扬　王惠民）

第二节　临床分子生物学检验基本知识

一、基因扩增诊断实验室的设置原则

临床基因扩增诊断实验室的设置必须遵循一定的原则，而这些基本原则制定的主要依据就是使建立的基因扩增诊断实验室结果的准确性能够得到保证，能忠实地反映被检的临床样品的真实情况。

由于临床基因扩增检测实验技术相对其他的技术较复杂；同时，由于该技术对核酸的片段具有生物学级别的放大作用（通过扩增后，原来一个核酸片段可以被放大 10^6 倍）。因此，对本实验的质量控制要求就显得特别重要。为此，目前国内外对用于临床基因扩增诊断实验室都有严格的要求与相关的规定。我国目前实行的是申报准入制度，其依据是卫生部于 2002 年 1 月下发的《临床基因扩增检验实验室管理暂行办法》和《临床基因扩增检验实验室工作规范》（卫医发[2002]10 号）。在随《临床基因扩增检验实验室管理暂行办法》下发的《临床基因扩增检验实验室设置标准》中共列出了十章三十七条款，申报的实验室必须达到符合相关标准才能通过技术验收。

在设置标准的诸多条款中最重要的是：实验人员的上岗培训，实验室的分区管理，污染的预防和临床基因诊断实验室的准入申报等工作。如果没有上述的先决条件，即使是高等级的医院也不能够对临床开展基因诊断项目。

1. 上岗证

在临床基因扩增检验诊断实验室工作的实验操作人员，必须经过业务培训并取得上岗证书。此外，实验室还应有自己的年度培训计划，保证实验室人员能不断地得到培训。参与临床实验操作及发报告的人员都必须具有上岗证书。

2. 实验室分区

为了防止实验室的扩增产物引起的污染，有关文件规定：临床基因扩增检验诊断实验室的整个实验须按照操作过程及技术步骤分区进行。目前对于采用全自动实时荧光定量检测（real time PCR, Taqman）技术的实验室，通常分为三个区，即：试剂准备区（1 区）、标本/样品制备区（2 区）和扩增及产物分析区（3 区）。除要求在上述区域内进行相应的临床基因扩增检验操作以外，规定实验人员必须按照：1 区→2 区→3 区的次序进行实验操作，在工作中不能逆行，更不能随意进出。

3. 防污染

(1) 污染的来源：基因扩增产物污染、样品的交叉污染、重组质粒或培养物及其他的污染。

(2) 污染的预防

① 操作规程：a. 遵循有关操作要求与规范，按照分区原则保证样品操作过程中没有因为所使用的实验物品而出现交叉污染。b. 在实验过程中要特别注意产物污染可能性。除特别需要，一般不允许打开扩增后的产物管盖。并做到及时对扩增产物进行清除。

② 技术预防：使用 UNG 酶，在每次的实验中设立阴性对照及空白对照。

4. 开展临床基因诊断实验需技术验收准入。

二、基因诊断检测的临床应用

随着临床医学及生物学技术不断发展，基因诊断技术尤其是以基因扩增为技术基础的分子生物学技术在临床中的应用越来越广泛。有权威医学人士指出，到目前为止，发现有90%以上的疾病与基因及基因的改变相关。目前，基因扩增检验诊断技术主要应用于感染病原的检测、遗传病的诊断、组织配型及肿瘤的早期诊断等。

三、基因诊断报告的临床解释

1. 临床基因诊断检测报告的结果解释应结合不同检测项目及具体检测技术进行。

2. 对于临床病原微生物核酸的实时荧光定量检测结果需报告单位体积中靶核酸的拷贝数。

3. 由于基因扩增检测方法也存在检测的灵敏度，一般适时荧光定量PCR检测的下限为10^3拷贝/ml（即每毫升血清样本中的核酸低于1 000拷贝数，检测结果就可能为阴性）。因此，如果检测结果小于该检测技术的下限，则第一种可能为阴性结果（无病原DNA或RNA、核酸）；第二种可能是，低拷贝病原感染在本法检测灵敏度以下，出现上述情况，应建议临床随访或复查。

（潘世扬　王惠民）

第三节　临床分子生物学检验基本技术

一、样品采集、处理及注意事项

1. 临床标本的处理和保存

(1) 血清(浆)标本：在某些病原体如乙型肝炎病毒（HBV）、丙型肝炎病毒（HCV）和人类免疫缺陷病毒（HIV）等病毒测定中，对于DNA测定，按照一般的血清标本处理程序，对测定影响不大。但对于RNA测定，标本的获取和保存方式对测定结果，有决定性影响。有研究表明，用于RNA测定最好用EDTA抗凝（严禁使用肝素，因其对PCR扩增有抑制，且很难在核酸提取过程中完全去除）全血标本，抗凝后6小时内分离血浆；如使用血清标本，则需在2小时内分离血清，标本可在-20℃下短期（1～2周）保存，较长期保存应在-70℃环境下。

(2) 全血标本：以全血作为待测标本时，必须注意抗凝剂的选择，一般使用$EDTANa_2$或枸橼酸钠，不可使用肝素。全血样本如需用DNA提取检测，可在4℃下短期保存，如用于RNA检测，则应在取血后，尽快提取RNA。

(3) 外周血单个核细胞：外周血单个核细胞可从抗凝全血制备，主要有两条途径：一是使用淋巴细胞分离液分离制备；二是使用红细胞裂解液，裂解全血中的红细胞，经生理盐水数次洗涤，即可得到单个核细胞。外周血单个核细胞如暂时不提取核酸，可保存于－70℃环境下。

(4) 痰：痰属于分泌物，临床上常用作结核杆菌DNA测定标本。由于痰标本中含有大量粘蛋白和杂质，故在核酸提取时，需对标本进行初步处理，即用1 mol/L NaOH液化。需注意的是，液化时不能加热，液化时间不能过长，液化标本如不立即用于核酸提取，可保存于－70℃环境下。此外，用于非结核杆菌如肺炎支原体的PCR检测，痰标本只能室温悬浮于生理盐水中，充分振荡混匀，促使大块粘状物下沉，取上清离心，所得到的沉淀物即可用于核酸提取。

(5) 棉拭子：在使用PCR方法检测性病病原体时，临床标本一般为棉拭子，可将棉拭子置于适量生理盐水中，充分振荡洗涤后，室温静置5～10分钟，待大块状物下沉后，取上清立即离心，其后的沉淀即可用于DNA提取，如不立即用于核酸提取，则需保存于－70℃环境下。

(6) 脓液：脓液的处理依情况而定，如用于分枝杆菌(如结核杆菌)核酸测定的标本，黏稠的脓液可采用痰标本的处理模式，先进行液化，再离心取沉淀提取DNA；水样的脓液则直接离心，沉淀用生理盐水洗2～3次后，即可用于DNA提取。对用于非分枝杆菌测定的脓液标本，如过于黏稠，则加入适量生理盐水，充分振荡后，静置，取上清立即离心，沉淀用于DNA提取；如为水样，则按上述直接离心取沉淀即可。沉淀标本的保存条件同样为－70℃环境下。

(7) 体液：临床体液标本包括胸水、腹水、脑脊液、尿液等，可按水样标本的方式离心取沉淀后，提取核酸。沉淀样本的保存同上。

(8) 组织：新鲜组织块的处理步骤首先用生理盐水洗涤两次，然后将其捣碎或切碎，加入生理盐水后剧烈振荡混匀，离心，弃上清，再用蛋白酶K消化后提取核酸。新鲜组织最好是保存于50%乙醇中，具体做法是，先用生理盐水将组织洗涤一次，切成宽度小于1 cm的小片，加入适量的生理盐水，然后，边摇边加入无水乙醇至终浓度为50%，用该法固定的组织标本室温下可保存数月，4℃可保存6年。

石蜡切片用于核酸提取，需先用辛烷或二甲苯脱蜡，再用蛋白酶K消化后即可进行DNA提取。

总而言之，标本的收集及适当的预处理，对核酸模板的成功提取，具有决定性作用。需要强调的是，用于上述临床标本收集的容器，如试管或离心管，使用前均应高压灭菌。

2. 核酸的提取方法

(1) DNA 提取的经典方法：即所谓的“酚-氯仿提取法”。这种方法提取的 DNA 丰度高、效果好，缺点是较为繁琐。

① 试剂

a. 蛋白酶 K 缓冲液：50 mmol/L KCl，10～20 mmol/L Tris-HCl，2.5 mmol/L $MgCl_2$，pH 8.3 的 1% laureth 12（一种表面活性剂），0.5% Tween 20，100 μg/ml 蛋白酶 K。

b. 饱和酚：市售酚经重蒸馏后（一般贮存于－20℃，用前从冰箱取出，在室温平衡后，68℃下使酚溶解），加入等体积的 0.1 mol/L Tris-HCl（pH 8.0），磁力搅拌 15 分钟，移出上层水相；重复上述抽提过程，直至酚相的 pH 大于 7.8，酚达到平衡，取出上层水相，加入 0.1 体积含有 0.2%β-巯基乙醇的 0.1 mol/L Tris-HCl（pH8.0）。这种形式的酚溶液可装在不透光的瓶中并处于 10 mmol/L Tris-HCl（pH 8.0）缓冲液层之下，4℃下可保存一个月。

c. TE 缓冲液：10 mmol/L Tris-HCl，1 mmol/L EDTA，pH 7.5 或 8.0。

② 提取步骤

临床标本经前处理后
↓
加入蛋白酶 K 缓冲液
↓
59℃1 小时
↓
加入等体积饱和酚，充分振荡混匀
↓
12 000 rpm 离心 5 分钟
↓
取水相，加入等体积氯仿
↓
振荡混匀，12 000 rpm 离心 2 分钟
↓
取水相，加 1/10 体积的 3 mol/L 醋酸钠和 2 倍体积的无水乙醇
↓
－20℃ 30 分钟或过夜
↓
12 000 rpm 离心 10 分钟
↓
弃上清，用预冷 75%乙醇洗 3 次
↓
干燥
↓
取 20 μl TE 或无菌去离子水悬浮
↓
4℃备用

(2) RNA 的提取：RNA 的提取条件较 DNA 要求严格，主要是因为临床标本及实验室环境中，存在大量对 RNA 具有强烈降解作用的 RNase，而 RNase 较耐高温，不易失活。因此在提取 RNA 时，如何避免 RNase 对标本的

污染及防止RNase对提取的RNA的降解，是保证RNA成功提取的关键之所在。

① RNA提取所用器皿的处理及溶液的准备：经高压灭菌的一次性使用的塑料制品如试管、离心管等基本上无RNase，可以不经预处理直接用于制备和储存RNA。实验室的普通玻璃器皿经常有RNase污染，使用前必须180℃干烤8小时以上，或用0.1%焦碳酸二乙酯（DEPC）水溶液浸泡。DEPC是RNase的强烈抑制剂。灌满DEPC的器皿于37℃下放置2小时，然后用灭菌水淋洗数次并于100℃干烤15分钟，最后高压蒸气下15分钟。上述处理可除去器皿上痕量DEPC，以防止DEPC通过羧甲基化作用对RNA的嘌呤碱进行修饰。DEPC有致癌性，操作时避免直接接触。

RNA提取有关溶液的配制过程中，必须用高压灭菌的水和RNA研究专用的化学试剂，用干烤过的药匙称取试剂，将溶液装入无RNase的玻璃器皿。已配制的有关试剂均应加入终浓度为0.1%的DEPC，于37℃至少处理12小时，然后于100℃加热15分钟或高压蒸气灭菌15分钟。须注意的是，DEPC可与胺类迅速发生化学反应，因此不能用该法处理含有Tris一类的缓冲液，因此可存几瓶新的、未开封的Tris试剂用来制备无RNase溶液。

② RNA提取中RNase污染的控制：试验操作人员的手是RNase污染最主要的潜在来源。因此，在准备用于RNA纯化的实验材料和溶液时，以及在涉及RNA的整个提取操作过程中，都应戴一次性手套。实验中，如触摸"脏的"玻璃器皿和其他物品以后，手套就可能会沾染上RNase，因此在RNA提取实验中，应勤换手套。

常用的RNase抑制剂有以下几种：

a. RNase的蛋白抑制剂：这种RNase的蛋白质抑制剂可从人体胎盘中分离得到，可与多种RNase以非共价方式紧密结合，从而使RNase失活，置于5 mmol/L二硫苏糖醇（DTT）的50%甘油中，储存于−20℃。

b. 钒核糖核苷复合物：这种复合物有氧钒（Ⅳ）离子和4种核糖核苷之中的任一种所组成，能与多种RNase结合，并几乎能百分百地抑制RNase的活性。

c. 硅藻土：硅藻土是一种黏土，通过吸附RNase而去除其降解RNA的作用。

③ RNA的提取方法：RNA提取的常用方法有：表面活性剂加蛋白酶K，氯仿-酚抽提法；胍盐提取结合氯仿-酚抽提法；胍盐提取结合玻璃粉、二氧化硅等颗粒悬浮吸附法等。第一种方法所提取的RNA纯度高，反转录（RT）-PCR扩增时特异性高，缺点是操作繁琐，易造成微量标本的丢失或标本间的交叉污染，还易因RNA降解而影响测定结果的可靠性及敏感性。第三种方

法较为方便省时，不需氯仿-酚抽提，但对玻璃粉、二氧化硅等的质量有要求。第二种方法虽较为复杂，但结果稳定性最优，因为使用强烈变性剂如盐酸胍或硫氰酸胍溶液能迅速溶解蛋白，导致细胞结构破碎，核蛋白由于其二级结构的破坏而从核酸上解离下来。RNase 可耐受多种处理（例如煮沸等）而不失活，但却会被 4 mol/L 硫氰酸胍和 β-巯基乙醇等还原剂所灭活，因此可联用上述试剂从组织中提取完整无损的 RNA。

下面以血清（浆）的异硫氰酸胍（GuSCN）结合氯仿-酚为例说明 RNA 常用提取方法。

a. 试剂：20% PEG 6 000；裂解液：4 mol/L GuSCN，25 mmol/L 柠檬酸 pH 7.0，0.5% Sarkosyl，100 mmol/L β-巯基乙醇；饱和酚：氯仿：异戊醇（50：49：1）；3 mol/L NaAc pH 5.2；无水乙醇；75%乙醇；DEPC 处理的无菌去离子水；RNAasin（RNA 酶抑制剂）。

b. 操作步骤

200 μl 血清（浆）

↓

加入 200 μl 20% PEG 6 000

↓

4℃ 3 小时，12 000 rpm 离心 15 分钟（4℃），弃上清

↓

加入 500 μl 裂解液，混匀

↓

加入 50 μl NaAc、500 μl 饱和酚：氯仿：异戊醇溶液

↓

混匀，冰浴 10 分钟

↓

4℃ 12 000 rpm 离心 5 分钟

↓

取上层水相再用氯仿-异戊醇抽提一次

↓

加入 1/10 体积 NaAc 溶液、2.5 倍体积无水乙醇

↓

冰浴 30～60 分钟，4℃ 14 000 rpm 离心 10 分钟

↓

弃上清，淀用 75%乙醇洗一次

↓

烘干或真空干燥

↓

用 10 μl DEPC 处理水溶解，加入 20 μl RNAasin

↓

－20℃保存备用

二、核酸的体外扩增(PCR)

1. PCR技术基本原理

聚合酶链反应(PCR)。PCR技术是由Cetus公司Kary Mullis和加利福尼亚大学Henery Erlich于1985年联合建立的。该技术可将极微量的靶DNA特异地扩增上百万倍,从而大大提高对DNA分子的分析和检测能力,能检测单分子DNA或对每10^5个细胞中仅含1个靶DNA分子的样品。

PCR技术的基本原理类似于DNA的天然复制过程,其特异性依赖于与靶序列两端互补的寡核苷酸引物。PCR由变性→退火→延伸三个基本反应步骤构成。模板DNA的变性:模板DNA经加热至93℃左右一定时间后,模板DNA双链或经PCR扩增形成的双链DNA解离,使之成为单链,以便与引物结合,为下轮反应做准备。模板DNA与引物的退火(复性):模板DNA经加热变性成单链后,温度降至55℃左右,引物与模板DNA单链的互补序列配对结合。引物的延伸:DNA模板—引物结合物在Taq DNA聚合酶的作用下,以dNTP为反应原料,靶序列为模板,按碱基配对与半保留复制原理,合成一条新的与模板DNA链互补的半保留复制链,重复循环变性、退火和延伸三过程,就可获得更多的“半保留复制链”,这种新链又可成为下次循环的模板,每完成一个循环需2～4分钟,2～3小时就能将目的基因放大几百万倍。

2. PCR反应基本条件及其影响

(1) 模板核酸:PCR以DNA或RNA为模板进行核酸的体外扩增。RNA的扩增需先反转录成cDNA后才能进行PCR循环。不同来源的核酸标本必须经处理后才能用于扩增,处理不当或处理过程中DNA的丢失都会导致PCR反应失败。标本采集不当、未能获得所要检测的靶DNA会出现假阴性。如果标本中模板DNA浓度过高也可导致扩增失败。

(2) 引物:引物是PCR特异性反应的关键。PCR产物的特异性取决于引物与模板DNA互补的程度,引物设计与合成对PCR的成功与否起着决定性作用。PCR所用引物质量要高,且需纯化。引物的量也影响PCR扩增效果,一般引物浓度0.1～1 μmol/L或10～100 pmol,引物浓度偏高会引起错配和非特异性扩增,且可增加引物之间形成二聚体的机会。

(3) 缓冲液:PCR反应的缓冲液为Taq DNA聚合酶提供最适酶反应条件。目前常用的缓冲体系为10～50 mmol/L Tris-HCl。改变反应液的缓冲能力,如将Tris浓度加大到50 mmol/L,pH 8.9,有时会增加产量。反应混合液中50 mmol/L的KCl,有利于引物退火。有人以NH_4^+代替K^+,其浓度为16.6 mmol/L。反应液中加入小牛血清白蛋白(100 μg/ml)或明胶(0.01%)或Tween 20(0.05%～0.1%)有助于酶的稳定,加入5 mmol/L二硫苏糖醇(DTT)也有类似作用,尤其在扩增长片段(此时延伸时间长)时,加入这些酶保护剂对 PCR 反应是有利的。

(4) Mg^{2+}：Mg^{2+} 是 Taq DNA 聚合酶活性所必需的，它的浓度直接影响着酶的活性、引物的退火、模板与 PCR 产物的解链温度、产物的特异性和引物二聚体的形成等。Mg^{2+} 浓度过低时，酶活力显著降低；过高时，通常会导致非特异性扩增产物的累积。PCR 混合物中的 DNA 模板、引物和 dNTP 的磷酸基团均可与 Mg^{2+} 结合，降低 Mg^{2+} 实际浓度。

(5) 三磷酸脱氧核苷酸(dNTP)：四种脱氧核苷三磷酸(dATP、dCTP、dGTP、dTTP)是 DNA 合成的基本原料，PCR 反应中 dNTP 含量太低，易出现假阴性。过高的 dNTP 浓度会导致聚合将其错误掺入。一般认为最适的 dNTP 浓度为 50～200 μmol/L。dNTP 的质量也直接影响 PCR 反应的成败。

(6) 耐热 DNA 聚合酶：Taq DNA 聚合酶是从水生栖热菌 Thermus Aquatics (Taq) 中分离出的热稳定性 DNA 聚合酶，该酶的最适温度很高(79℃)，使引物在高温下进行退火和延伸，增加了反应的总强度，同时减少了与错配引物的延伸。在 PCR 反应中，每 100μl 反应液中含 1～2.5 U Taq DNA 聚合酶为佳，酶的浓度太低会使扩增产量降低，而酶的浓度太高则会出现非特异性扩增。Taq DNA 聚合酶保存不当而失活是 PCR 实验失败的常见原因。

(7) 温度和循环参数

① 变性温度与时间：PCR 反应中模板 DNA 的变性十分重要。只有模板 DNA 或 PCR 产物的双链完全解开，才能有效地与引物结合，而这种结合是 PCR 扩增的基础。变性温度越高、时间越长，变性就越充分。但温度过高、时间过长又会影响 Taq DNA 聚合酶的活性。所以通常选用的变性温度为 95℃ 30 秒。因模板 DNA 的链比较长，所以在 PCR 反应中第一个循环变性最为重要，需时间较长。

② 复性温度与时间：变性温度是 PCR 反应成败的关键，而复性温度决定着 PCR 的特异性。温度越低复性越好，但温度过低容易出现引物与靶 DNA 的错配，增加非特异性结合。温度太高不利于复性，因此大多数 PCR 反应的复性温度在 55℃左右。虽然复性时间不是决定 PCR 反应的关键因素，但复性时间过长会增加非特异反应。

③ 延伸温度与时间：引物延伸的合适温度为 72℃。这个温度既考虑了 Taq DNA 聚合酶的活性，又考虑到引物和靶基因的结合。不合适的延伸温度不仅会影响扩增产物的特异性，也会影响其产量。72℃时，核苷酸的合成速度为 35～100 个核苷酸/秒，这取决于缓冲体系、pH、盐浓度和 DNA 模板的性质。72℃延伸 1 分钟对于长达 2 kb 的扩增片段是足够的，但延伸时间过长会导致非特异性扩增带的出现。在对很低浓度底物进行扩增时，应适当延长

延伸时间。

④ 循环数:循环数决定PCR扩增的产量。在其他参数都已优化条件下,最适循环数取决于靶序列的初始浓度。靶序列的初始浓度较低时,要增加循环次数。如果酶活性不好或量不足时,也要增加循环次数,以便达到有效的扩增量。

三、核酸产物的检测

根据研究对象和目的的不同可采用不同分析法对PCR扩增产物进行分析。琼脂糖凝胶电泳可帮助判断扩增产物的大小,有助于扩增产物的鉴定;点杂交除可鉴定扩增产物外,还有助于产物的分型;Southern 杂交分析(Southern blot)可从非特异扩增产物中鉴定出特异产物的大小,增加检测的特异性与敏感性。近年来研究者们设计出以同位素、生物素、地高辛、荧光素和化学发光物等为标记的多种类型的量化检测系统,发展出一系列对产物进行量化分析的全新的检测方法,通过级联放大,使检测信号强度与灵敏度进一步增强。此外,以寡核苷酸探针为工具的杂交技术的应用,除了进一步提高检测敏感度外,检测结果的特异性也因扩增产物的特异性和检测探针结果特异性的双重控制而显著增强。

1. 凝胶电泳分析法

PCR产物可通过琼脂糖凝胶或聚丙烯酰胺凝胶电泳检测,前者较为常用,通过电泳可以判断扩增产物的大小、检测扩增情况和纯化扩增产物。

2. 微孔板夹心杂交法(PCR-ELISA)

该法是通过一固定于微孔板的捕获探针与PCR产物的某一区域特异杂交,使产物间接固定于微孔板上,再用生物素等非放射性标记的检测探针与另一区域杂交,漂洗后显色即可判断结果。该法需要两个杂交过程来检测一个产物,因此,其特异性较一次杂交的检测法高。PCR微孔板夹心杂交法操作简便、快速,避免了同位素标记探针的危害,显色反应类似于临床常规应用的ELISA,适于临床实验室常规应用。

本法避免可电泳和杂交的繁杂步骤,适于常规ELISA计数仪检测PCR反应产物。因5′端修饰后仍可进行常规PCR扩增特异靶序列,因此可通过修饰一个引物的5′端,使其携带便于PCR产物固定的功能基因,而通过另一引物5′端的修饰使产物便于检测。

3. 荧光探针标记法

这里是一个图片运用一种新型的荧光共振数量转移法,可连续监测产物量的变化。它采用的是一对比邻探针,二者与产物杂交的位置紧密相连,其上游探针3′端标记Fkyirescein(F1),而下游探针5′端标记Cy5(F2),二者可产生不同的荧光。在PCR扩增的退火阶段,两探针分别与产物杂交,因距离接近，彼此产生共振能量转移，F1 强度减弱，而 F2 增强，通过荧光计分别测定二者的荧光强度，根据 F2/F1 的值便可定量扩增产物。ABI 公司的 ABI PRISM 7700 型 PCR 扩增仪是另一种荧光动态定量系统，它采用 5′端标记荧光发光分子(R)，而 3′端标记荧光淬灭分子(Q)的特异探针，完整的探针在氩离子激光激发下，R 产生的荧光被 Q 全部吸收，样品无荧光。而扩增过程中，Taq 酶在链延伸时通过自身的 5′→3′核酸外切酶活性降解与模板结合的特异荧光探针，使 R 从探针切下而与 Q 分开，经激光激发产生特定波长的荧光，其强度随扩增过程而动态增强，据此构成定量体系。上述两方法均属于封闭式定量系统，减少了样品污染机会，并可对扩增过程进行实时动态监测，以确定最佳 PCR 循环次数，进行更精确的定量分析。

4. 分支 DNA(bDNA)

bDNA 是信号放大系统，为直接检测法。分支 DNA 是人工合成带有侧链的 DNA 片断，在每个侧链上都可以标记可被激活的标志物。bDNA 使用 96 孔板，板内包被针对病毒 RNA 的核酸片段，病毒 RNA 与包被的片段经孵育互补结合后，清洗去掉未结合的核酸，加入分支 DNA 与病毒核酸结合，随后通过清洗和加入激发物，在专用读数仪读数，每次实验加入一系列定量标记，专用的计算机程序可自动计算标本的病毒 RNA 含量。

（潘世扬　王惠民）